Bergson

La création de soi par soi

Groupe Eyrolles
61, bd Saint-Germain
75240 Paris cedex 05

www.editions-eyrolles.com

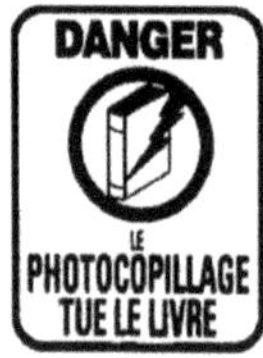

Karl Sarafidis

Bergson

La création de soi par soi

EYROLLES

“Je vous ai lu d'un bout à l'autre avec un sourire épanoui,
dans la joie de ce flot ininterrompu de félicités
que je vous devais. Je me sens rajeuni.”
William James, Lettre du 13 juin 1907,
Mélanges, p. 724.

Sommaire

III.

Comment se recréer entièrement ?
Faire de la durée une force pour agir

IV.

Être, circuler et vivre dans l'absolu :
se fondre dans le Tout

Extérieurs à nous-mêmes, aux autres et aux choses

On accuse souvent la philosophie de ne servir à rien, de ne répondre à aucun besoin réel et de n'offrir aucun but concret à l'humanité. Dans un monde dominé par le progrès technique, seul le savoir scientifique prétend offrir aux théories les plus abstraites leurs applications pratiques. Même si des bouleversements viennent parfois nous rappeler les limites de la science – les crises économiques, les catastrophes écologiques, les fléaux sanitaires –, notre confiance en elle n'est pas pour autant ébranlée : en dépit de son incapacité à prévoir et à résoudre tous les problèmes de la vie, la science nous est utile et serait toujours du côté du réel ; au contraire de la philosophie, perdue dans des divagations oiseuses.

Mais la philosophie ne doit pas se réduire à une spéculation abstraite sur des concepts figés. La vie est l'épreuve ultime à laquelle il faut sans cesse la soumettre. Bergson, dont la devise était : « Penser en homme d'action et agir en homme de pensée », voyait en elle une lumière capable de réchauffer et d'illuminer la vie de tous les jours. Car, outre notre besoin de vivre, nous voulons bien vivre. Le but de la philosophie est de nous y préparer. La promesse qui nous est faite est celle d'une joie que la science ne peut nous donner. Il faut d'abord chercher pourquoi la joie nous fait défaut, et ce qui est requis pour y parvenir. Donnons d'emblée la réponse : pour bien vivre, nous avons besoin de susciter et de garder éveillé en nous l'élan de création qui est à l'origine de la vie. La pure joie est toujours celle qui naît à l'intérieur d'un esprit créateur. Celle d'une mère qui a donné la vie, ou celle d'un artisan qui voit prospérer son travail, est aussi grande que la joie de l'artiste qui a enfanté un chef-d'œuvre. Lorsque notre propre vie constitue l'ouvrage à faire, la joie est infinie et durable.

Pour qui sait l'observer, l'univers entier dans ses moindres recoins poursuit cette entreprise de création. Se fondre dans le Tout semble ainsi le seul moyen qui ouvre la voie vers la félicité suprême. Car le malheur de l'homme ne vient pas uniquement des souffrances – qu'on peut toujours soulager par un médicament. Coupés de nous-mêmes, des autres et des choses, nous ne souffrons même plus. Le plus inquiétant est donc que nous ne ressentons plus rien, que nous finissons par nous fermer à nos sentiments. Anesthésiés du cœur, nous devenons insensibles. Nous n'attendons même plus des signes qui nous entourent qu'ils nous montrent la voie du salut.

La pente des habitudes

Des automates conscients

Les habitudes que nous contractons forment avec le temps une des prisons les plus sournoises dans laquelle nous nous enfermons nous-mêmes. Dès qu'elles s'établissent dans nos vies, nous nous y abandonnons et il est très difficile de briser leur carcan. Elles sont à la vie ce que la généralité est à la pensée : une répétition aveugle, et à l'identique, d'actes sans originalité. Nous nous arrangeons de leur régularité pour gagner une certaine stabilité : tandis que tout ne cesse de changer autour de nous, les habitudes nous maintiennent debout au milieu du devenir universel… jusqu'à ce que nous soyons confrontés à un changement radical et que notre vie finisse par nous échapper…

Imaginez que vous viviez depuis des années aux côtés d'une personne, mais qu'un jour, elle n'est plus là. Vous éprouvez alors un sentiment de dépossession à l'égard de tous ces petits gestes du quotidien que vous partagiez, et que vous accomplissiez machinalement, sans y penser. Un nombre incalculable d'actions automatiques règlent ainsi notre vie au jour le jour. Tant qu'elle ne rencontre aucun obstacle, notre conscience reste comme endormie, se contentant d'obéir à des mécanismes qui ne laissent guère de latitude au choix.

« Je suis ici un automate conscient, et je le suis parce que j'ai tout avantage à l'être. On verrait que la plupart de nos actions journaliè-res s'accomplissent ainsi, et que grâce à la solidification, dans notre mémoire, de certaines sensations, de certains sentiments, de certai-

nes idées, les impressions du dehors provoquent de notre part des mouvements qui, conscients et même intelligents, ressemblent par bien des côtés à des actes réflexes. » (*Essai sur les données immédiates de la conscience*, p. 111/ 126-7[1])

Ces mécanismes, nous les montons nous-mêmes car ils nous sont très utiles. En effet, sans les habitudes, nos actions exigeraient une attention accrue, ce qui serait extrêmement fatiguant : sans arrêt, il nous faudrait penser à ce que nous pourrions faire et nous remémorer ce que nous avons déjà fait. Si pour marcher nous devions nous concentrer sur nos pieds et décider à l'avance chacun de nos mouvements, alors notre conscience serait tout entière en éveil : nous devrions à chaque instant mobiliser notre mémoire du passé pour nous rappeler du dernier pas, et nous projeter vers l'avenir pour décider du pas suivant. Au contraire, quand la conscience s'endort, elle n'a plus besoin d'anticiper et de se souvenir : elle adhère au seul présent. L'action est alors facilitée.

Lorsqu'on accomplit une action pour la première fois (par exemple, apprendre un morceau au piano), tous les mouvements exécutés au début sont conscients. Par la répétition, ils deviennent de moins en moins délibérés, jusqu'au moment où on cesse d'en avoir conscience : on sait alors jouer le morceau sans penser à ses doigts. Au fur et à mesure, l'activité s'est imperceptiblement transformée en passivité. La règle de l'habitude peut s'énoncer comme suit : quand un geste devient habituel, l'effort s'évanouit.

Les habitudes sont donc très pratiques et on ne saurait s'en passer. C'est ce qui explique qu'on se plie sans peine à leur

---

1. La première pagination renvoie à l'édition complète du Centenaire, publiée par les Presses universitaires de France. La seconde renvoie aux éditions des œuvres publiées séparément.
Les références bibliographiques complètes sont données en fin d'ouvrage.

refrain. Mais il faut veiller à ne pas y sombrer totalement. On le voit bien : lorsque deux personnes viennent de se rencontrer, elles sont très attentives l'une à l'autre. C'est justement avant que l'habitude n'imprime sa marque sur leurs existences. Les attentions mutuelles qui tissent les liens frais et avenants finissent avec le temps par s'étioler, vaincues par les habitudes nées de la vie à deux. Que d'habitudes pourtant chacun doit au départ sacrifier pour s'adapter à l'autre ! Puis l'autre devient une évidence, nous cessons de chercher à le séduire et de vouloir lui plaire.

Pensées réflexes

L'influence des habitudes se manifeste également dans les idées toutes faites que nous nous forgeons. Nous nous emprisonnons dans des réflexes de pensée qui ne requièrent pas la pleine participation de la conscience. Notre empressement à défendre certaines opinions nous maintient dans un état d'hébétude, qui nous rend imperméable à tout dialogue fructueux. D'où la difficulté que nous avons à remettre en cause nos idées préconçues. Quand cela a lieu, tout se passe comme si on revenait d'un long et profond sommeil. Le reste du temps, nous sommes « condamnés à traîner avec nous le poids mort des vices et des préjugés » (*Mélanges*, p. 366). Voilà qui suffit pour décourager tout effort intellectuel, toute tentative de concentration de l'esprit.

> « Oh ! c'est un effort pénible, qui exige une dépense croissante de force, comme si le ressort intérieur devenait de plus en plus dur à mesure qu'on le comprime davantage. C'est un effort qui peut devenir douloureux, si douloureux que beaucoup d'entre nous reculent indéfiniment le moment de le faire. C'est pourquoi vous voyez tant d'esprits s'arrêter à mi-chemin, se contenter d'une habileté moyenne, et attendre de l'habitude qu'elle les perfectionne. Mais l'habitude ne les perfectionnera pas. L'habitude tire de l'effort une fois donné tout ce qu'il contenait, elle rend honnêtement toute la

monnaie de cette pièce d'or, mais elle ne fait que rendre la monnaie, elle ne met pas un sou de plus dans la caisse. » (*Mélanges*, p. 559)

Il faut une poussée de la volonté pour aller à contre-courant de nos façons habituelles de penser, et pour rendre l'intelligence active et créatrice. Nous n'avons que rarement conscience de notre capacité souveraine à produire des idées. Toute notre éducation a consisté dans une transmission de connaissances que nos maîtres étaient chargés de nous rendre claires et distinctes. Lorsqu'un problème nous était soumis, en mathématiques par exemple, sa solution existait déjà, quelque part dans les livres et les manuels : pour la trouver il suffisait d'appliquer les règles apprises. Une bonne note devait alors récompenser celui qui avait fait preuve de son assimilation du savoir exposé par le professeur. Au lieu d'apprendre à inventer, à trouver et à poser nous-mêmes les problèmes, nous étions plutôt encouragés à adopter l'attitude humiliée de l'écolier auquel on soumet des énigmes résolues d'avance. Nous avons ainsi été exercés à appliquer un peu bêtement les règles apprises, en recombinant habilement les idées toutes faites, et jamais à expérimenter librement notre puissance de créer des idées neuves et originales. De ce fait, il nous arrive rarement d'avoir une pensée éveillée et au contact des choses mêmes, ouverte à la fois à elle-même et au monde.

Agir ou dormir

Toute notre vie psychologique est une oscillation permanente entre éveil et torpeur. À notre façon, nous imitons les deux tendances de l'évolution biologique : la vie animale et la vie végétale. Certains vivent avec une conscience en éveil, empruntent la voie de la mobilité et de l'activité, et d'autres préfèrent l'état végétatif d'une vie sans création, sans risques, sans tentatives.

« La vie peut s'orienter dans le sens du mouvement et de l'action -
mouvement de plus en plus efficace, action de plus en plus libre :
cela, c'est le risque et l'aventure, mais c'est aussi la conscience, avec
ses degrés croissants de profondeur et d'intensité. Elle peut, d'autre
part, abandonner la faculté d'agir et de choisir dont elle porte en
elle l'ébauche, s'arranger pour obtenir sur place tout ce qu'il lui faut,
au lieu de l'aller chercher : c'est alors l'existence assurée, tranquille,
bourgeoise, mais c'est aussi la torpeur, premier effet de
l'immobilité ; c'est bientôt l'assoupissement définitif, c'est
l'inconscience. » (*L'Énergie spirituelle*, p. 823/ 12)

Un choix décisif se dessine donc : ou bien se projeter dans
l'avenir et prendre le temps d'imprimer sa marque sur le
monde, ou bien se laisser végéter, suivre le cours des choses
sans jamais hésiter ni exercer son influence sur les événements.
Dans ce dernier cas, il suffit de répéter les mêmes gestes sans
même en avoir conscience ni impliquer sa volonté : visiter les
mêmes lieux, fréquenter les mêmes personnes, manger opiniâ-
trement les mêmes plats, etc. Nous renonçons alors à découvrir le monde et ce qu'il nous offre. Mais surtout nos
habitudes compromettent notre devenir intérieur, réprimant
la poussée de notre volonté. Elles nous empêchent d'évoluer et
nous laissent stagner dans une régularité fixe, réglée d'avance.
Nous sommes conduits à renoncer à tout ce que nous sommes
et à ce que nous pourrions faire de notre vie. Nous nous
retrouvons ainsi dépossédés de nous-mêmes et de notre liberté
— sans que cela ne nous pose le moindre problème, puisque,
sous l'influence des habitudes, notre sensibilité a été émoussée
et notre vigilance endormie.

Le voile des habitudes

Alors qu'elles n'expriment pas notre véritable personnalité, nous nous laissons pourtant définir par nos habitudes.
Rappelons la similitude des termes habitude et habit : nos

habitudes revêtent notre être intime, le recouvrent entièrement. Nos manières d'être, et la facilité avec laquelle nous nous y laissons aller, finissent par dissimuler notre être à nos yeux et aux yeux des autres.

> « Notre personne nous apparaît telle qu'elle est « en soi », dès que nous nous dégageons d'habitudes contractées pour notre plus grande commodité. » (*La Pensée et le Mouvant*, p. 1269/ 22)

Certes, personne ne peut se passer d'habitudes et toutes n'ont pas les mêmes effets dévastateurs. Pour dépasser une habitude, on dit souvent qu'il faut lui en opposer une nouvelle : à la cigarette par exemple, on substitue une activité plus saine. Mais qu'elles soient bonnes ou mauvaises, nous devons surtout veiller à ne pas nous contenter de ce revêtement extérieur qui donne un vernis protecteur à notre vie et en même temps l'étouffe.

Pour échapper au joug de l'habitude, il n'est nul besoin de se disperser en s'agitant dans des occupations toujours nouvelles et en multipliant les découvertes intéressantes : on peut aussi avoir l'habitude de multiplier les rencontres, de toujours rechercher des expériences extraordinaires, de changer sans cesse de travail. Dans ces cas où nous croyons échapper à l'habitude en fuyant la routine, nous restons tout autant incapables de nous rassembler sur nous-mêmes.

Les effets nuisibles de l'habitude nous contraignent à vivre hors de nous-mêmes. Ces effets découlent directement des exigences de la vie en société, des conditions matérielles de notre vie pratique, mais aussi de notre façon de parler des choses et de nous-mêmes. Il est possible cependant de détourner ces contraintes à notre avantage. Il suffit simplement (ce qui n'enlève rien à la difficulté) de se ressaisir sans l'habit des habitudes. Si nous y mettons tout notre cœur, les fruits de ces efforts se révéleront insoupçonnables.

La vie avec les autres :
les exigences de la société

Ce n'est pas moi

Il nous arrive parfois de ne pas nous reconnaître dans ce que nous avons fait ou dit. Nous pensons alors : « Ça ne me ressemble pas ; je n'étais pas tout à fait moi-même ». Nous pouvons ainsi être amenés à remettre en question l'ensemble des décisions qui ont donné ce que nous sommes aujourd'hui. Avons-nous toujours été nous-mêmes dans notre comportement avec les autres ? Nos actions expriment-elles avec justesse notre intime personnalité ?

Ainsi penchés sur notre passé, nous peinons à retrouver le fil qui nous guiderait vers une pleine compréhension de nous-mêmes. Partout nous croyons entendre la voix de nos maîtres, de nos parents ou amis qui, tour à tour, interdisent, préviennent, mettent en garde… Tout le temps, notre élan a été inhibé, ou sinon infléchi. Nous sommes souvent poussés à emprunter des voies qui ne nous conviennent pas. Beaucoup se mettent en contradiction avec leur nature en s'enfermant dans une vie de couple qu'ils ne désirent pas. Ce sont eux qui, les premiers, font de beaux discours sur la fidélité – car, plus il est facile de parler d'une chose, plus il y a de chances pour que cette chose soit détachée de notre personnalité. Nous nous entêtons à appliquer et à défendre des principes qui, au fond, nous sont indifférents, en allant puiser dans le lot des idées héritées de notre éducation ou de celles insufflées par le sens commun.

Si nous cherchons bien, nous trouverons aussi des sentiments qui ne sont pas nés en nous et qui nous ont été communiqués à notre insu. Nous affichons alors tous les signes extérieurs de l'émotion, sans que rien ne se passe véritablement en nous. Combien de fois avons-nous cru expérimenter un pur plaisir esthétique, alors que nous ne faisions qu'obéir à l'opinion générale qui nous fait paraître belles des choses qu'autrement nous n'aurions jamais remarquées ?

Les autres ne cessent de nous suggérer du prêt-à-penser et du prêt-à-sentir, même lorsque nous nous croyons originaux. C'est ce qui fait de la plupart d'entre nous de parfaits sujets d'hypnose. Ces pensées et ces émotions « prescrites » ne sont jamais complètement assimilées par notre être, au contraire de celles qui naissent en nous. Après coup seulement, nous nous apercevons avoir agi sous suggestion : à aucun moment nous n'avons eu besoin de convoquer toutes nos forces pour concentrer notre élan dans ce que nous avons fait ; nous n'avons pas agi avec l'âme tout entière.

Ce n'est pas tant l'échec ou la réussite de nos actions qui importe, que la question de savoir si nous en sommes l'origine exclusive. Ainsi, nous regretterons le plus souvent les actions que les autres nous auront conseillées parce que nous risquons de nous tromper nous-mêmes sur ce que nous voulons vraiment :

> « Quand nos amis les plus sûrs s'accordent à nous conseiller un acte important, les sentiments qu'ils expriment avec tant d'insistance viennent se poser à la surface de notre moi, et s'y solidifier [...]. Petit à petit ils formeront une croûte épaisse qui recouvrira nos sentiments personnels ; nous croirons agir librement et c'est seulement en y réfléchissant plus tard que nous reconnaîtrons notre erreur. » (*Essai sur les données immédiates de la conscience*, p. 111-2/ 127)

Nous aurions pu être tout

Un grand nombre de nos choix se forment ainsi sous la pression latente et les intimidations expresses de notre entourage alors que nous nous croyons seuls maîtres de notre destin. Lorsque la voie que nous avons empruntée ne correspond pas à notre personnalité, nous prenons douloureusement acte du sacrifice réalisé. Comprimés par la présence constante des autres et par le poids de leurs opinions dans notre vie, nous avons fini par renoncer à nous-mêmes, trahissant nos propres aspirations par d'autres qui ne nous appartiennent pas. Puis nous en voulons au monde au lieu de nous en prendre à nous-mêmes. À mesure que nous avançons en âge, nous avons ainsi écarté un nombre de plus en plus grand de possibles, que nous continuons cependant à traîner comme autant de rêves avortés : nous aurions voulu être écrivain plutôt que journaliste, amant passionné plutôt que mari sage, nomade plutôt que sédentaire. Nos ambitions se heurtent souvent à cette image de nous-mêmes que nous avons prise pour notre vérité. Nous restons ainsi au final avec tout ce que nous aurions pu être et qui nous laisse le goût âpre d'une vie ratée. Nous réalisons notre impuissance lorsque tous ces possibles sont devenus des impossibilités. Progressivement, nous nous sommes appauvris de tous ces projets qui caractérisent encore la vie naissante.

> « Nous sommes tous des personnages multiples. À côté de ce que nous sommes, il y a tout ce que nous aurions pu être ; notre vie, notre histoire, est un choix, une sélection faite par nous, par les circonstances aussi, entre beaucoup d'histoires différentes que nous aurions pu être. » (*Annales bergsoniennes* I, p. 32)

L'horizon le plus large finit par rétrécir. Nous nous installons alors à la surface de notre personnalité, en attendant de mourir. Vivant une vie tournée vers le dehors, nous nous engageons dans un métier pour la stature et le costume. Nous y investissons toutes nos forces, croyant nous enrichir par l'accumulation des rencontres et des biens matériels. Notre conduite ne se règle plus que sur des signes extérieurs. Autrement dit, nous nous contentons de cette face sociale, extérieure et morbide, celle qui est attendue de nous et qui constitue le côté impersonnel de notre individualité. Un très grand nombre de nos décisions, des plus futiles aux plus solennelles, ont lieu dans cette perspective contraire à notre épanouissement. Il y a certes quelque chose de rassurant à faire ce qui se fait en général, mais le temps que nous y consacrons ne se retrouve plus. D'autant que le visage que nous montrons ne se manifeste pas qu'en public : même seuls face à nous-mêmes, il nous est impossible d'ôter le masque. Nous finissons par devenir pour nous-mêmes un étranger.

Il est quelque part plus facile de se réfugier derrière un rôle déjà écrit par la société que de convoquer la totalité singulière de sa personne pour s'aventurer dans un avenir original. Car ce rôle, il n'est nul besoin de l'inventer. Pour l'endosser, il suffit simplement d'emprunter, comme tout le monde, la pente des habitudes.

Comme les insectes

La société, qui prescrit pour toute chose ce qu'il faut faire et la manière de s'y prendre, tend à limiter les initiatives individuelles :

> « C'est la société qui trace à l'individu le programme de son existence quotidienne. On ne peut vivre en famille, exercer sa profession, vaquer aux mille soins de la vie journalière, faire ses emplettes, se promener dans la rue ou même rester chez soi, sans obéir à des prescriptions et se plier à des obligations. » (*Les Deux Sources de la morale et de la religion*, p. 990/ 12)

Quoi que nous fassions, dans nos plus insignifiantes activités, nous suivons les recommandations sociales sans même nous en rendre compte. Aucun effort particulier n'est requis pour ne pas voler, tuer, traverser au rouge, etc. L'obéissance aux lois relève aussi de l'habitude et par conséquent ne réclame pas la pleine participation de la conscience.

Tout se passe comme si les individus étaient plongés dans un état de somnambulisme proche de celui des communautés d'insectes. En maintenant, pour sa plus grande cohésion, ses membres plongés dans un état de sommeil prolongé, la société tend à engloutir leur liberté. Tout en homogénéisant et en ordonnant la vie en commun, elle empêche chacun d'agir à sa guise. Il s'agit ainsi de fixer le devenir, c'est-à-dire d'immobiliser au maximum le changement, afin de garantir la consistance de l'organisme social.

Sans habitudes, aucune société ne serait viable. Chacune fabrique son propre système d'habitudes. Les valeurs culturelles sont relatives : ce qui vaut de ce côté des Pyrénées, ne vaut rien de l'autre. Il est d'usage par exemple en France d'accoler un « Madame » ou « Monsieur » au nom d'une personne, alors qu'en Russie, il faut l'appeler par son prénom et patronyme. Certaines obligations peuvent nous paraître excessives – mais nos propres habitudes ne le sont pas moins. Un geste aussi simple que « bonjour » n'a pas le même sens partout et peut prendre de nombreuses formes expressives : une courbette, une bise, un baisemain, une poignée de main, etc. Ce qui semble impoli en France est au contraire une marque de courtoisie au Japon où il n'est pas recommandé de fixer du regard son interlocuteur. Cependant, si les habitudes sont relatives, l'habitude de contracter des habitudes, elle, ne l'est pas : elle se retrouve partout où il y a des hommes.

À chacun ses habitudes

Mais nous ne pouvons pas contracter n'importe quelle habitude : nous devons faire avec nos capacités, nos talents, nos inclinations, notre place dans la société, notre personnalité, notre éducation, notre famille, les choix que nous avons faits antérieurement, etc. Ces dispositions individuelles, naturelles et acquises, divisent toute communauté en groupes distincts qui partagent les mêmes codes ou coutumes. Mais cette diversité présente un inconvénient majeur :

> « Elle fait que nous nous sentons dépaysés quand nous sortons de nos occupations habituelles, que nous nous comprenons moins les uns les autres. » (*Mélanges*, p. 321)

D'où le fait de ne vouloir rencontrer que les personnes qui proviennent du même milieu social ou qui exercent le même métier que nous. Nous tenons aux habitudes de notre propre groupe. Cela nous empêche de nous ouvrir aux autres. Nous peinons à sortir de notre cercle socioprofessionnel pour aller à la rencontre de personnes dont les occupations et les centres d'intérêts ne nous sont pas familiers. En résulte un émiettement de la société, un repli sur elles-mêmes des cultures : le chemin vers l'humanité est fermé.

Mais rien n'est définitif. L'homme peut toujours briser les chaînes, surmonter les obstacles qu'il se crée lui-même. Si les habitudes, en imitant la vie instinctive, sont la trace de la nature en nous, elles n'en demeurent pas moins des outils de la liberté : il est toujours possible d'en fabriquer de nouvelles pour contrecarrer celles qui ont fini par endormir notre vigilance.

> « Il semble donc que la puissance de contracter des habitudes durables [...] appelle à sa suite une autre faculté qui en corrige ou en atténue les effets, la faculté de renoncer, le cas échéant, aux habitudes qu'on a contractées ou même aux dispositions naturelles

> qu'on a su développer en soi, la faculté de se mettre à la place des autres, de s'intéresser à leurs occupations, de penser de leur pensée, de revivre leur vie en un mot, et de s'oublier soi-même. » (*Mélanges*, p. 321-2)

Cette faculté est celle dont font preuve les meilleurs d'entre nous, ceux qui s'oublient eux-mêmes et qui consacrent leur vie aux autres. Qu'est-ce qui pousse certains à se sacrifier ainsi ? Rien ne prédestinait Henri Grouès, né dans une famille de la bourgeoisie lyonnaise, à devenir l'abbé Pierre et à donner tout ce qu'il possède aux œuvres caritatives. Par leur conduite exceptionnelle, ces personnalités cherchent à susciter l'exemple. Elles instituent de nouvelles habitudes contre l'ordre établi. Leur activité ne se réduit pas à assister les plus démunis, mais à intensifier l'action de leurs semblables en leur donnant une force pour agir. Au contraire, le plus souvent nous avons tendance à diminuer la puissance d'agir des autres : nous cherchons à rectifier leur comportement pour le rendre conforme aux habitudes courantes. Face à tous ceux que la société considère comme inadaptés et qui ont du mal à s'insérer dans le tissu social, nous sommes incapables de manifester cette politesse empathique qui porte secours. Nous savons plus facilement faire preuve de cette insensibilité policière qui, toujours, cherche à corriger.

Cet insatiable désir de corriger

Ce désir de nous corriger mutuellement les uns les autres domine en effet nos rapports sociaux. Les premières victimes sont celles dont les habitudes ne sont plus adaptées à la situation qu'elles vivent, mais qui s'obstinent malgré tout à les suivre.

> « L'habitude avait imprimé un élan. Il aurait fallu arrêter le mouvement ou l'infléchir. Mais point du tout, on a continué machinalement en ligne droite. » (*Le Rire*, p. 8/ 391)

Plutôt que d'admettre le changement, nous nous accrochons au passé. Un ancien amour dont nous avons abondamment souffert peut ainsi nous empêcher de nous ouvrir à la rencontre que nous venons de faire. Toute nouveauté est perçue comme menaçante parce qu'elle contrevient à la règle. L'assouplissement de nos habitudes nécessite alors un effort fastidieux car il remet en cause l'assurance et la sécurité dans lesquelles nous nous sommes complaisamment installés. Le fait de nous laisser aller « à l'automatisme facile des habitudes contractées » (*Le Rire*, p. 14-15/ 395) témoigne de notre incapacité à nous adapter aux circonstances, et accuse une certaine rigidité de notre personnalité. Or, cette obstination par laquelle les habitudes perdurent malgré le caractère inédit d'une situation fait de nous l'objet de moqueries de la part des autres : en effet, la raideur du comportement et du caractère paraît comique.

> « Il y a toujours au fond du comique [...], la tendance à se laisser glisser le long d'une pente facile, qui est le plus souvent la pente de l'habitude. On ne cherche plus à s'adapter et à se réadapter sans cesse à la société dont on est membre. » (*Le Rire*, p. 149/ 481)

Si la société s'arrange de l'automatisation de la vie de ses membres en encourageant la contraction des habitudes, d'un autre côté elle réprime les excès de ceux qui s'y laissent trop aller, par un châtiment d'une valeur toute symbolique : l'intimidation et l'humiliation par le rire (*Le Rire*, p. 151/ 482). Le rieur, qui se manifeste souvent en assemblée, veut corriger l'excentricité, la distraction ou la maladresse de ces individus qui ne font pas l'effort constant de s'adapter à la société, qui suivent la pente de leurs habitudes sans se soucier des circonstances extérieures toujours changeantes.

Mais ce désir de corriger la raideur dans le comportement des autres manifeste lui-même une certaine raideur face aux règles sociales. C'est pourquoi le rire est une réaction mécanique contre le mécanique. Il est en cela le signe d'une anesthésie du cœur : pour rire d'une imperfection physique, d'un défaut de caractère ou simplement d'une chute, nous devons nous rendre insensibles à la personne, nous fermer complètement à sa douleur.

Loin de manifester une bienveillance, ce désir de corriger cherche plutôt à communiquer une « impression pénible » (*Le Rire*, p. 150/ 481), telle la réaction de ce passant que nous arrêtons dans la rue pour un renseignement. Malgré un « pardon » souriant, un rude « bonjour » vient nous couper la parole. Avons-nous failli à la politesse ?

Lorsqu'elle vient de l'esprit et ne tient pas simplement à la lettre, la politesse ne corrige pas ; au contraire, elle élève la dignité de l'autre et suscite un assouplissement de nos sentiments et de nos idées. Tandis que l'indifférence peut briser des vies, en portant le doute dans des âmes sensibles, un simple geste de sympathie suffit pour leur imprimer un élan salutaire. Cette « charité s'exerçant dans la région des amours-propres » (*Mélanges*, p. 326) participe à la réalisation d'une république idéale. Elle amène les citoyens à mieux se connaître et à s'aimer les uns les autres ; elle les préserve de l'apathie et des moqueries. En nous aidant à accepter autrui tel qu'il est, et en nous poussant à lui rendre, par des louanges méritées, la reconnaissance dont il a besoin pour continuer à vivre dignement et à se surpasser, c'est à la société entière que la politesse rend service.

> « Elle [la politesse] ajouterait à la vie de tous les jours, où des relations utiles s'établissent entre les hommes, l'attrait subtil d'une œuvre d'art. » (*Mélanges*, p. 329)

Cela signifie que la politesse nous libère des rapports impersonnels et intéressés qui nous attachent les uns aux autres. Sa beauté insuffle des sentiments à la communauté, fait vibrer les cœurs à l'unisson. Avec de la politesse, nous sortons de l'habituel, des généralités répétitives, de la vie ordinaire et utilitaire.

Que nous échouions à rentrer dans le moule des habitudes en place ou que nous fassions preuve d'une rigidité trop marquée à leur égard, dans les deux cas, un manque de souplesse menace notre vie. Au contraire, la nécessité de nous ajuster aux circonstances toujours nouvelles doit nous permettre de garder notre intelligence en éveil. Si la socialité exige une certaine élasticité, c'est précisément pour servir les intérêts vitaux de la pratique.

La vie fatigante
d'*Homo faber*

Tout au long de la journée, nous devons faire un effort pour garder notre esprit en éveil. Quand la nuit vient et le moment de relâcher notre attention pour dormir, tout le réel nous semble perdre de sa matérialité. Nous voilà prêts à prendre notre envol et à défier les lois de la nature comme celles de la société. Nos mouvements les plus fous ne rencontrent aucun obstacle, nos désirs secrets trouvent leur accomplissement. Nous vivons enfin pour nous seulement.

Au contraire, à l'état de veille, nous subissons sans cesse l'influence des choses et des personnes qui nous entourent. Même si les habitudes soumettent la conscience à un semblant d'endormissement pour lui permettre d'accomplir les actions les plus compliquées sans effort particulier, il s'en faut de beaucoup pour que nos actions journalières soient toutes réglées en mode automatique. Parce que la réalité est faite d'imprévus qu'il faut constamment gérer, personne ne peut, à moins de se mettre en danger, lâcher la bride à sa conscience.

Au fond, être une personne est décidément chose peu facile. Il faut toujours trouver un équilibre entre d'un côté les mécanismes automatiques purs, et de l'autre la vive spontanéité. La vie normale exige ainsi une lutte et un effort de chaque instant (*L'Énergie spirituelle*, p. 893/ 104). Nous devons sans cesse concentrer notre attention sur ce que nous faisons et veiller à ce que nos intérêts vitaux ne soient pas négligés. Une vigilance assidue est nécessaire pour contourner l'adversité, lever les obstacles et assumer les échecs.

> « Ta vie, à l'état de veille, est donc une vie de travail, même quand tu crois ne rien faire, car à tout moment tu dois choisir, et à tout moment exclure. » (*L'Énergie spirituelle*, p. 892/ 102)

Or, l'effort d'attention et de concentration qui est exigé de nous par une réalité imprévisible nous épuise. Notre corps et notre esprit sont soumis à une tension constante qui ne retombe qu'au moment où nous nous laissons dormir. Et nous dormons pour accumuler une énergie que nous devrons à nouveau dépenser. Mais, en répétant notre vie à l'état de veille, nos songes nous condamnent à revivre la fatigue de la journée, les souvenirs accumulés reparaissant dans le désordre. De plus, notre conscience et notre corps ne se détachent pas tout à fait du monde : au moins une partie de nous-mêmes demeure toujours éveillée :

> « Une mère qui dort à côté de son enfant pourra ne pas entendre des coups de tonnerre alors qu'un soupir de l'enfant la réveillera. Dormait-elle réellement pour son enfant ? Nous ne dormons pas pour ce qui continue à nous intéresser. » (*L'Énergie spirituelle*, p. 892/ 103)

Comme le soldat de garde ou le navigateur solitaire qui traverse les océans, nous n'arrivons pas à trouver le repos. Jamais notre contact avec la réalité n'est totalement coupé. Les impressions du monde extérieur ne cessent d'affleurer et une sélection continue de s'opérer parmi tout ce que nous percevons depuis notre sommeil : la mère distingue le tonnerre du soupir de l'enfant. Elle sait reconnaître parmi les sensations celles qui nécessitent son réveil. Le bruit d'un tonnerre, le houlement de la vague, l'aboiement d'un chien, les formes colorées au fond des paupières, etc. Ce sont précisément ces sensations réelles qui forment la matière du rêve : l'aboiement devient le cri d'une assemblée nombreuse ; les taches vertes donnent une pelouse, puis un billard, parfois les deux à la fois. En fait, l'esprit qui rêve associe divers souvenirs à des sensations, sans rapport avec elles. D'où l'aspect fantaisiste des rêves qui tient justement à ce que nous ne sommes pas contraints de nous adapter utilement à la situation présente, c'est-à-dire de sélectionner dans notre mémoire les souvenirs adéquats.

> « Le moi qui rêve est un moi distrait, qui se détend. Les souvenirs qui s'harmonisent le mieux avec lui sont les souvenirs de distraction, qui ne portent pas la marque de l'effort. » (*L'Énergie spirituelle*, p. 896/ 108)

Se comprimer et se réprimer

Ceux d'entre nous qui « vivent dans le passé » ont la fâcheuse tendance de rêver éveillés (*Matière et Mémoire*, p. 294/ 170). Chez La Bruyère par exemple, le personnage du distrait est incapable de se rapporter à la réalité ambiante :

> « Ménalque descend son escalier, ouvre sa porte pour sortir, il la referme : il s'aperçoit qu'il est en bonnet de nuit ; et venant à mieux s'examiner, il se trouve rasé à moitié, il voit que son épée est mise du côté droit, que ses bas sont rabattus sur ses talons, et que sa chemise est par-dessus ses chausses. » (La Bruyère, *Les Caractères*, chap. XI)

Le distrait est quelqu'un qui ne peut jamais s'adapter au présent : en cognant un lampadaire, il prononce des excuses car il croit reconnaître un homme. Il peine à sortir de soi pour répondre aux sollicitations extérieures. Il se laisse submerger par les souvenirs au lieu de réagir en fonction de ce qu'il perçoit : c'est le souvenir d'un homme qui est venu spontanément s'associer à sa perception du lampadaire. Dominé par le passé, il ne perçoit pas son intérêt dans le présent, il n'arrive pas à extraire d'une situation ce qu'elle comporte d'utile pour lui : son action ne vient pas « s'encadrer dans la situation actuelle » (*Matière et Mémoire*, p. 311/ 192).

Ce type de comportement traduit une volonté de fuite devant les contraintes de la réalité, et n'est pas soutenable : nier les conditions réelles de la vie peut devenir fatal. Rappelons-nous Madame Bovary qui rêve de princes charmants et finit par épouser un médecin de campagne. La médiocrité de son existence la pousse à se réfugier dans un monde fantasmatique, construit à partir de tout ce qu'elle a récolté dans les livres. Au lieu de vivre sa vie, elle se contente de la rêver. Le réveil sera brutal et elle se donnera la mort.

La solution serait-elle alors de s'en tenir au présent, à la seule réalité actuelle ? Mais d'un extrême à l'autre, il n'y a qu'un pas. À trop évacuer le passé, certaines personnes en oublient l'avenir et négligent les conséquences de leurs actions sur le long terme. Ce qu'elles veulent obtenir, elles le veulent sans attendre. Elles ne ruminent pas leurs pensées avant de les livrer. Elles ont beaucoup de peine à rentrer en elles-mêmes pour prendre des décisions réfléchies, adoptent en toutes circonstances une conduite impulsive, réagissent immédiatement à toutes les excitations qui leur viennent du dehors. Au lieu de retarder le moment de la réponse, de différer leurs désirs, elles sont dans l'instantané. Elles empruntent la pente facile des automatismes.

On peut donc agir sans être tout à fait présent à soi-même de deux manières : en s'accrochant au passé et à ses souvenirs par le rêve, ou en adhérant au pur présent actuel dans l'action irréfléchie. Autant la distraction nous absorbe en nous-mêmes, autant l'impulsivité nous met à l'extérieur de nous-mêmes. Dans le premier cas, nous réagissons de façon inadéquate aux événements, et, dans le second, nous leur opposons nos réflexes mécaniques.

Cependant, ces deux tendances extrêmes ne relèvent pas du seul domaine pathologique, elles se retrouvent à des degrés divers chez chacun d'entre nous : nous sommes constamment tirés d'un côté par nos rêveries, et poussés de l'autre par nos pulsions. Soit nous sommes tête en l'air et nous ignorons notre intérêt, soit nous nous jetons tête baissée dans l'action sans calculer les risques. Il faut une attention assidue pour ne pas glisser le long de cette double pente, et un effort considérable pour résister à la fois à l'inattention et à l'impulsivité. De l'individu normal, il est exigé qu'il sache d'une part comprimer ses rêves et de l'autre réprimer ses pulsions. Il lui coûte une importante énergie psychique pour trouver et maintenir un équilibre. Sans cet effort, il se perdrait dans la distraction ou alors dans la compulsion.

Agir normalement implique de savoir tourner les choses à son avantage sans jamais détacher son attention de la réalité, anticiper l'avenir, et ne convoquer que les souvenirs utiles, ceux qui ajustent son action au monde. C'est faire preuve de bon sens que de pouvoir choisir, dans la masse de son passé, les images qui dessinent les contours de la situation présente :

> « Ce choix que tu effectues sans cesse, cette adaptation constamment renouvelée, est la condition essentielle de ce qu'on appelle le bon sens. Mais adaptation et choix te maintiennent dans un état de tension ininterrompue. Tu ne t'en rends pas compte sur le moment, pas plus que tu ne sens la pression de l'atmosphère. Mais tu te fatigues à la longue. Avoir du bon sens est très fatiguant. » (*L'Énergie spirituelle*, p. 892/ 102)

Morbidité de l'intelligence

Si l'attention à la vie suppose intelligence et discernement, cependant rien n'est encore gagné : il faut prendre garde à ne pas se laisser aller sur une pente trop intellectuelle où l'on risque également de se perdre.

Je suis secrètement amoureux d'une personne, mais j'appréhende le moment où j'aurai à lui avouer mes sentiments. Et si elle me rejetait ? Et si l'occasion ne se présentait pas ? Et si d'autres personnes indésirables l'apprenaient ? Et si, et si, et si… ? Alors que je dois prendre une décision grave, je réfléchis à toutes les possibilités, et reporte constamment le moment opportun pour agir. Une impuissance croissante m'envahit. La délibération a jeté le trouble : incapable de choisir, je glisse dans l'angoisse. Mon intelligence calculatrice a pris le pas sur ma volonté : au lieu de me lancer dans l'action, je cherche à évaluer l'ensemble des antécédents et des conséquences.

Si l'impulsif prend son élan sans convoquer les souvenirs adaptés à la situation, on peut dire de l'homme intelligent qu'il n'arrive pas à trouver l'élan nécessaire pour se jeter dans l'avenir à cause de l'imprévisibilité qu'il y trouve. Imaginons que vous deviez apprendre à nager. Si vous écoutiez votre intelligence, vous ne vous jetteriez jamais à l'eau : « Le raisonnement me clouera toujours, en effet, à la terre ferme. » (*L'Évolution créatrice*, p. 658/ 193). L'intelligence recherche l'assurance et la sécurité mais trouve finalement tout le contraire, car au fond elle est phobique et paranoïaque. Certaines formes d'aliénation mentale sont d'ailleurs directement liées au fonctionnement à plein régime de notre faculté intellectuelle. En témoigne la figure du douteur qui veut s'assurer qu'il a bien fermé la fenêtre et qui, à chaque fois, retourne en vérifier la fermeture, de peur de l'avoir ouverte lors de sa dernière vérification (*La Pensée et le Mouvant*, p. 1304/ 66). On ne peut dire de lui qu'il ne raisonne pas ou bien qu'il raisonne mal. Son tort est de laisser trop de place au raisonnement. En bref, il se pose des problèmes qui ne portent pas sur la réalité, sur ce qui est mais sur ce qui pourrait être.

Par ses excès, l'intelligence dessert la vie : elle provoque le doute et paralyse l'action. Bien qu'elle soit le signe de notre supériorité sur les animaux, notre intelligence est aussi le motif de notre déchéance. À cause d'elle, nous ne sommes pas en harmonie avec la nature :

> « L'homme est le seul animal dont l'action soit mal assurée, qui hésite et tâtonne, qui forme des projets avec l'espoir de réussir et la crainte d'échouer. C'est le seul qui se sente sujet à la maladie, et le seul aussi qui sache qu'il doit mourir. Le reste de la nature s'épanouit dans une tranquillité parfaite. » (*Les Deux Sources de la morale et de la religion*, p. 1149/ 215-6)

L'anxiété, la douleur, la peur de la mort… voici la rançon de l'intelligence. L'homme est le plus inquiet de tous les animaux. Son inquiétude le pousse naturellement à chercher la raison de toute chose, à poser des questions sans réponses qui requièrent toujours un pourquoi au pourquoi, une raison à la raison, et ainsi de suite à l'infini. Ses angoisses, bien qu'elles soient rationnellement fondées, traduisent le caractère morbide d'une attitude vaine et résignée, qui a perdu tout élan. Son intelligence naturellement craintive tend par ses faux problèmes à l'éloigner de la vie concrète où il est au contraire sans arrêt question d'agir.

Finalement, « l'intelligence est caractérisée par une incompréhension naturelle de la vie » (*L'Évolution créatrice*, p. 635/ 166). L'activité vitale est impensable, car notre pensée est destinée à une seule chose : construire des instruments et des outils qui serviront eux-mêmes pour la construction de nouveaux outils, lesquels permettront d'étendre encore plus loin la production d'objets utiles. Son domaine exclusif d'exercice est donc la fabrication technique. Autrement dit, l'intelligence est la faculté qui nous sert à travailler la matière. En tant que telle, elle est le prolongement de nos sens, auxquels elle substitue ses produits artificiels. Sa logique adaptée au monde extérieur nous empêche de saisir le mouvement intérieur, spirituel, psychique.

Misères
de l'*Homo loquax*

La confusion du sentiment

Nous avons beaucoup de mal à parler de notre être intime. Nous parlons certes beaucoup de nous-mêmes, de ce que nous savons et aussi souvent de ce que nous ne savons pas. Nous parlons également des autres sans peine. Mais pour ce qui gît au fond de nous, nous n'arrivons jamais à trouver les mots justes. Nommer ses sentiments, c'est toujours de l'ordre de la trahison. Les mots ne nous permettent pas de les partager avec d'autres. L'amoureux est confronté à ce problème : comment faire ressentir ce qu'il ressent ? « Je t'aime » ne suffit pas : employée par tous, l'expression n'exprime rien de personnel. De plus, l'amour regorge de « mille éléments divers qui se fondent » (*Essai sur les données immédiates de la conscience*, p. 87/98). Lorsqu'il est nommé, il est décoloré, dépersonnalisé et figé. Sa vie propre et son évolution singulière ne se laissent pas fixer dans des termes généraux tirés du domaine public.

Nos états psychologiques sont confus, riches et mouvants. Lorsque nous les distinguons par des noms, nous les traitons comme des objets matériels, composés de parties juxtaposées dans l'espace. Nous traduisons par une combinaison de symboles – les mots – un ensemble d'éléments hétérogènes qui s'interpénètrent. Les mots s'appliquent très bien à la réalité extérieure, aux solides, mais ils n'ont aucune prise sur l'âme. Notre réalité intérieure échappe au symbolisme du langage car elle croît au rythme du temps. Elle change sans cesse tandis que les mots ont un sens bien défini. Se contenter des banalités du langage est alors le signe d'une vie impersonnelle, située à l'extérieur de soi :

> « Bref, le mot aux contours bien arrêtés, le mot brutal, qui emmagasine ce qu'il y a de stable, de commun et par conséquent d'impersonnel dans les impressions de l'humanité, écrase ou tout au moins recouvre les impressions délicates et fugitives de notre conscience individuelle. » (*Essai sur les données immédiates de la conscience*, p. 87/ 98)

Nous ne pensons pas par nous-mêmes

> « Nous nous exprimons nécessairement par des mots et nous pensons le plus souvent dans l'espace. » (*Essai sur les données immédiates de la conscience*, p. 3/ VII)

C'est par cette phrase que s'ouvre toute l'œuvre de Bergson. Ce diagnostic nous signale la malédiction originelle qui frappe la pensée : nous sommes pris au piège entre les mots, sorte d'étiquettes apposées sur les choses, et l'espace dans lequel sont installées ces dernières. C'est pourquoi nous devons nous forcer à penser autrement, c'est-à-dire d'une manière toute nouvelle par rapport à la science, à la tradition philosophique et au sens commun. Car bien penser, c'est d'abord penser à l'intérieur de soi-même.

Or, nous laissons aux autres le soin de penser à notre place lorsque nous souscrivons à des formules toutes prêtes dont nous faisons les maîtres-mots de notre existence. Nos discours subissent l'influence de tout ce que nous avons déjà entendu. Ils manifestent notre soumission à l'autorité d'une idéologie, à la puissance des médias, etc. Ainsi, nous pensons hors de nous-mêmes ou ne pensons même plus ce que nous disons. Nous parlons simplement pour parler ou pour répéter ce que d'autres ont dit. Toute l'attention porte alors sur les mots, nos débats tournent autour des mots : la parole devient stérile et finit par se prendre pour objet, sans plus se référer aux choses elles-mêmes. On se contente de faire la conversation, abordant indifféremment toute chose de l'extérieur selon tous les points de vue possibles, sauf précisément celui de la chose même. Finalement, nous laissons le langage penser à notre place, alors que nous pensions revendiquer un avis propre et un point de vue personnel. C'est pourquoi il nous faut résister à tout prix à la précipitation habituelle qui nous tourne vers les notions toutes faites du langage.

L'indicible singularité du devenir

Les philosophes eux-mêmes ont souvent préféré la logique à la réalité, croyant viser par là une objectivité plus haute. Cette confiance naturelle et instinctive tient à la stabilité que le langage nous offre : en effet les mots sont des points d'appui pour notre intelligence qui recherche l'assurance et la sécurité. Au milieu du changement et du devenir, les mots restent fixes et permanents.

Les trois grandes catégories de notre grammaire – les adjectifs, les noms et les verbes – ont ainsi le même rôle : fixer le devenir, l'étaler dans l'espace en distinguant ses différents états ou moments. Prenons par exemple le rouge de cette rose du jardin. Nous percevons tous les jours le même rouge, jusqu'à l'instant où nous nous rendons compte que la fleur a flétri et que sa teinte a viré à un mélange d'orangé et de marron. Il y a eu un changement de qualité, mais il n'est pas arrivé inopinément. En réalité, la couleur n'a cessé de se transformer dans le temps. Même quand nous voyons du rouge, la science nous apprend qu'il s'agit en fait d'une somme incalculable de petits mouvements, d'ébranlements élémentaires que notre perception immobilise : d'où l'impression stable de la couleur. Ces changements infimes qui rythment la matière sont condensés et figés en une qualité unique. Celle-ci peut alors être exprimée avec un adjectif stable, s'appliquant à un grand nombre de cas différents. Mais pour la transformation de la qualité, pour le mouvement qui porte une couleur dans une autre, il n'y a pas de mot. L'adjectif ne dit qu'un moment remarquable du devenir qualitatif.

Si nous considérons maintenant le corps vivant en entier, avec le substantif « rosier », nous disposons d'un nom commun qui s'applique indifféremment à de nombreux autres bosquets. De plus, nous utilisons le même terme pour parler de la plante à chaque étape de son développement. En nommant ce rosier, nous l'avons isolé dans notre perception, et nous finissons par ignorer son devenir, qui s'enrichit sans cesse de nouvelles formes. Le substantif nous incline à supposer une forme invariable sous le changement. En y intercalant des étapes intermédiaires, nous décomposons celui-ci en une suite d'arrêts. Pour exprimer l'évolution d'un individu, nous dénommons des stations successives : l'embryon, l'enfant, l'homme, le vieillard. Mais le mouvement vivant qui porte une forme dans l'autre n'est pas dicible : les noms ne retiennent que des moments remarquables du développement évolutif.

Quant aux actes formulés par les verbes, nous nous les représentons par le moment de leur fin. C'est toujours une action toute faite qui est visée et jamais l'action qui se fait. Boire, courir, etc. figurent le dessin immobile de l'acte accompli ou du moins son dessein final, c'est-à-dire l'acte à accomplir.

Les mots ont donc ce triple pouvoir de généralisation, de distinction et de fixation. Ils ne permettent pas de dire ce qui présente une singularité originale, une continuité indivisible, c'est-à-dire une fusion d'éléments intérieurs les uns aux autres, bref, tout ce qui relève d'un réel devenir.

Si notre intelligence est incapable de comprendre la vie, c'est justement parce qu'elle se contente de ces moules grammaticaux dans lesquels elle fait couler toute la réalité. Le langage lui offre la qualité toute prête à être attribuée, la forme toute faite pour recevoir un nom, et l'action intentionnée par avance ou déjà terminée. Ainsi, elle obtient du réel mouvant une vue stable et déterminée – c'est précisément ce qui rend possible l'action sur la matière, c'est-à-dire le travail humain.

> « Les choses que le langage décrit ont été découpées dans le réel par la perception humaine en vue du travail humain. » (*La Pensée et le Mouvant*, p. 1322/ 87)

Entre conversation et conservation

La « raison » qui veut s'assurer de la permanence et de la stabilité de ses objets apparaît comme « cette logique conservatrice qui régit la pensée en commun : conversation ressemble beaucoup à conservation. » (*La Pensée et le Mouvant*, p. 1322/ 89). Le groupe a besoin du langage. Pour interagir, nous devons communiquer :

> « Quelle est la fonction primitive du langage ? C'est d'établir une communication en vue d'une coopération. [...] la fonction est industrielle, commerciale, militaire, toujours sociale. » (*La Pensée et le Mouvant*, p. 1320-1/ 86-7)

Notre langage a une origine tout utilitaire : il nous sert à projeter sur les objets matériels son exigence de distinction, de netteté et de discontinuité, facilitant ainsi l'activité technique et l'action commune. De leur côté, les choses se prêtent docilement à cette projection. La stabilité de nos concepts est calquée sur celle des objets dans l'espace. Notre logique, qui nous donne un ensemble de règles pour manipuler des symboles, dérive en réalité de notre considération des solides :

elle est géométrique. D'où l'affinité du langage avec la matière, qu'il permet de maîtriser et de dominer.

Toutefois, Bergson avance l'idée qu'il est possible de former un langage du devenir, « mieux moulé sur le réel » (*L'Évolution créatrice*, p. 759/ 312) : par exemple par la production d'énoncés où le devenir est lui-même sujet : « nous ne dirions pas "l'enfant devient homme", mais "il y a devenir de l'enfant à l'homme." » Dans la deuxième proposition, le devenir est pris comme sujet, auquel l'enfant et l'homme sont attribués. La perspective est renversée : les états d'homme et d'enfant deviennent les accidents d'une substance qui, elle, reste la même et ne change pas : le devenir de l'enfant à l'homme. Ce qui est substantiel, c'est le mouvement et non l'immobilité. Le processus est plus réel que les étapes par lesquelles nous le découpons. Finalement, le devenir est la chose la plus stable et la plus assurée. Il est plus « solide » pour nous que la solidité des choses extérieures, à condition toutefois de lui restituer toute sa fluidité.

En tout ceci, le plus grave c'est que, dans notre propension à rester sur le plan verbal, nous avons sacrifié la vie concrète pour des mots érigés en idées éternelles dans l'espace intelligible des abstractions.

II

Penser en durée : comment admettre l'imprévisible nouveauté et l'originalité mouvante du réel ?

En philosophie, il est nécessaire d'avoir une méthode de pensée qui puisse rivaliser de précision avec la méthode scientifique. Il ne s'agit pas seulement de s'adonner à un examen abstrait et extérieur des mots et des concepts, mais de ressentir et de vivre ce qui est à penser, en posant en nous-mêmes les problèmes qui méritent d'être posés. Nous avons besoin d'apprendre à penser autrement, dans le but de dépasser les conditions de notre expérience humaine. Seule une nouvelle manière de penser pourra nous garantir un retour à l'« océan de vie » et au « fluide bienfaisant » de notre origine (*L'Évolution créatrice*, p. 657/ 192). Notre pensée, soutenue par un effort de volonté, doit pour cela se faire expérimentale et quitter son milieu naturel auquel la science l'a assignée :

l'espace et la matière. D'où la nécessité de « pousser l'intelligence hors de chez elle » (*L'Évolution créatrice*, p. 659/ 195). Pour ramener notre conscience vers sa source vive, il faut commencer par convertir son regard sur le monde et sur elle-même.

Les idées négatives et
les faux problèmes :
le rien, le possible et le désordre

Un grand nombre des problèmes que nous nous posons ne sont pas fondés. Qui n'a pas, en regardant le ciel et en s'imaginant l'étendue de l'univers, déjà été pressé par des questionnements sur son origine : pourquoi le monde existe-t-il ? Pourquoi y a-t-il quelque chose plutôt que rien ? Ces questions sont comparables au geste de cet homme qui ne peut s'empêcher de revérifier sans cesse s'il a bien fermé la fenêtre, avec l'angoisse de l'avoir à chaque fois ouverte. Nous sommes, comme lui, entraînés dans un questionnement infini sans possibilité de repos :

> « Nous remontons donc de cause en cause, et si nous nous arrêtons quelque part, ce n'est pas que notre intelligence ne cherche plus rien au-delà, c'est que notre imagination finit par fermer les yeux, comme sur l'abîme, pour échapper au vertige. » (*La Pensée et le Mouvant*, p. 1303/ 65)

Une forme d'aliénation nous incite à soulever de tels « problèmes angoissants et insolubles » (*La Pensée et le Mouvant*, p. 1303/ 65). Or, la question de savoir pourquoi le monde existe ne se pose pas car elle n'a aucune réponse. En fait, elle trouve son origine dans une idée fausse, qui ne représente rien : l'idée de néant, source de tous nos faux problèmes. En effet, nous sommes incapables de penser le rien sans tomber dans des contradictions et des incohérences. Alors pourquoi se tourmenter pour rien… face au rien ?

Et d'abord qu'est-ce que le rien pour nous ? Nous exprimons un étonnement devant l'existence comme s'il avait pu ne rien exister. C'est que nous n'admettons l'existence du monde qu'à la condition de présupposer son inexistence. D'où la croyance qu'avant le monde il n'y avait rien du tout : on pense ainsi que les choses sortent du néant, que le néant précède l'être pour le fonder.

> « Nous croyons nous figurer que l'être est venu combler un vide et que le néant préexistait logiquement à l'être : la réalité primordiale – qu'on l'appelle matière, esprit ou Dieu – viendrait alors s'y surajouter, et c'est incompréhensible. » (*La Pensée et le Mouvant*, p. 1304/ 65)

L'impossibilité du vide

De là naît l'idée que l'existence consiste à combler un vide, comme l'eau remplit le verre. Il suffirait alors, pour obtenir une représentation du néant, de vider l'univers, en supprimant tour à tour chaque chose existante. Voilà qui est impossible : je ne peux ni abolir l'ensemble du monde extérieur ni faire le vide total en moi. Même si j'arrive à effacer un état de conscience, un autre état va toujours lui succéder ; si je détourne mon attention d'une chose, une autre prendra sa place. Quel que soit notre effort en ce sens, ces suppressions successives sont en fait des substitutions cachées : à chaque fois nous remplaçons une chose par une autre dont nous nous désintéressons. Essayez d'imaginer l'absence d'une chose : il y a toujours quelque chose qui prend sa place, ne serait-ce que cette place vide elle-même qu'elle aura laissée : mais c'est là un vide tout relatif. Le vide absolu, en nous ou en dehors de nous, est inconcevable.

Par exemple, quand vous entrez dans une pièce pour chercher votre manteau et que vous dites : « Il n'y a rien », ce n'est jamais l'absence de manteau que vous percevez. Vous voyez le manteau de quelqu'un d'autre, un parapluie, ou un portemanteau vide. En disant « rien », vous exprimez en réalité votre regret de trouver autre chose à la place de votre manteau.

Ainsi, dans la vie de tous les jours, nous disons « rien » lorsque nous ne trouvons pas ce que nous espérions. Rien équivaut à une présence qui déçoit notre attente. Le mot « rien » n'a de sens que dans ce contexte pratique du quotidien.

Les difficultés surgissent lorsque notre intelligence veut penser le Rien absolu, l'absence de toutes choses, car elle ne peut rien substituer au Tout… sinon le Tout lui-même. L'idée du rien est donc égale à celle du Tout ! En fait, l'idée que nous nous faisons du néant contient même plus de choses que notre idée de l'être : elle contient l'idée de l'univers plus l'acte intellectuel par lequel on a supprimé toute chose. Ainsi, dire d'un objet qu'il est inexistant ne consiste pas à lui retirer quelque chose, mais au contraire à lui ajouter quelque chose : l'idée du Tout dont il a été exclu, ainsi que la chose qui est venue prendre sa place. Penser un objet inexistant implique donc un plus et non un moins par rapport à l'idée du même objet en tant qu'existant.

Des affirmations cachées

Quant aux jugements négatifs que nous formons, ils ne concernent jamais les choses mêmes. Dans la proposition « La table n'est pas blanche », la négation ne porte pas sur la table mais sur le jugement contraire qui affirme : « La table est noire ». L'affirmation porte sur une chose, mais la négation porte sur un jugement qui affirme quelque chose à propos d'une chose. Il n'y a dès lors aucune symétrie entre nos affirmations et nos négations puisque le contenu réel d'une négation est une affirmation.

Nier exprime une attitude de l'esprit face à une affirmation possible qu'il s'agit d'écarter. La négation vise donc à contredire, et, à ce titre, elle est « d'essence pédagogique et sociale » (*L'Évolution créatrice*, p. 739/ 288). Son rôle est de corriger. Elle prévient quelqu'un de ne pas affirmer quelque chose à propos de quelque chose, tout comme les rires que provoque Don Quichotte lorsqu'il voit des géants au lieu des moulins à vent (*Le Rire*, p. 475/ 140-1). En disant : « Ceci n'est pas un géant », on lui indique la nécessité de substituer une autre affirmation sans préciser laquelle (« C'est un moulin »). On voit alors « ce que la négation a de subjectif, d'artificiellement tronqué, de relatif à l'esprit humain et surtout à la vie sociale » (*L'Évolution créatrice*, p. 741/ 291). Donc, pas plus que notre tentative d'abolir toute chose par la pensée, nos négations ne peuvent nous donner une idée du rien : elles ne donnent aucune idée tout court.

Le rien qui change tout

Même si le néant ne correspond à rien de pensable, la fausse idée qu'on s'en fait n'encourage pas la vie. L'enjeu de cette analyse est justement de montrer ce que les pensées négatives ont de déprimant pour l'action. L'idée que pour exister il faut d'abord « vaincre l'inexistence » (*L'Évolution créatrice*, p. 729/ 276) est désespérante car elle conduit à poser un être non soumis au devenir, un principe explicatif au-dessus de toutes les choses existantes. Puisque aucune chose n'aurait par elle-même la puissance de sortir du néant, il faut donc qu'il y ait un être éternel, cause suprême de tout. Et pour exister, les choses devraient en découler comme les conséquences nécessaires d'une définition mathématique. Nous nous enfermons ainsi dans un système rigoureusement déterminé où toute causalité libre est impensable et où rien de nouveau ne peut jamais surgir.

Et pourtant, comment ignorer le vécu intime de la création ? Nous expérimentons sans cesse l'originalité dans nos œuvres, l'imprévisibilité de nos actions. Rien n'est inscrit d'avance dans un registre secret. C'est uniquement en ce sens qu'on peut dire que nous créons à partir de rien. Même si nous anticipons les événements et projetons ce que nous allons faire, « la réalisation apporte avec elle un imprévisible rien qui change tout » (*La Pensée et le Mouvant*, p. 1331/ 99). Il y a donc deux points de vue sur le néant : celui déprimé et faux de l'intelligence et celui stimulant et valable de la volonté. Vouloir changer le Tout par l'action créatrice en y introduisant ce rien imprévisible n'est pas la même chose que de chercher à l'abolir par la pensée pour trouver le vide absolu.

Au fond, nos idées négatives témoignent de notre insatisfaction à l'égard du réel : nous sommes incapables de recueillir en nous-mêmes l'élan créateur qui est à l'origine de l'univers. Alors nous préférons penser que tout est prédéterminé et qu'il n'y a dans le monde rien d'inattendu.

Une réalité imprévisible

Si nous réussissons à faire taire l'angoisse que nous donne une réalité pleine et surabondante, nous ne pouvons pas pour autant rester de marbre devant le spectacle de « la création continue d'imprévisible nouveauté qui semble se poursuivre dans l'univers » (*La Pensée et le Mouvant*, p. 1331/ 99). L'expérience de cette création continue, le contact constant avec la profusion des œuvres originales de la nature et du monde, ne peut que transfigurer notre existence. Il faut comparer cette sensibilité ouverte au cynisme blasé de ceux pour qui le réel n'apporte jamais rien de neuf. Lassés de tout, ceux-là sont incapables de surprise. Tout se passe comme si leur monde s'était appauvri et avait rétréci.

Lorsque nous nous installons pour habiter dans un nouveau lieu, nous pouvons ressentir cette excitation si caractéristique du nouveau venu, qui tend progressivement à s'effacer à mesure que le quartier nous devient familier. Connaissant parfaitement chaque recoin, notre perception vierge a laissé place à une reconnaissance insipide des lieux. Nous savons ce que nous trouverons au détour de telle rue, les visages que nous pourrons y croiser, etc. Le sentiment de joie que nous avons devant l'inconnu ressemble de très près à l'effet d'une œuvre d'art que nous découvrons pour la première fois. Rien de ce qu'elle nous montre n'était prévisible et nous ne pouvions rien prévoir de ce qu'elle suscite en nous. Que ne pourrions-nous maintenir vivant ce sentiment ? Voilà qui n'est pas absurde. Si nous y réfléchissons bien, nous ne savons pas ce qui va se passer lorsque nous sortirons de chez nous. Nos impressions ne sont jamais les mêmes d'un jour à l'autre ni d'un moment à l'autre. Aussi prévisible que soit le cadre général de notre existence, il y a toujours ce rien inattendu que le réel apporte avec lui pour nous surprendre et décevoir joyeusement nos attentes.

> « Je dois, par exemple, assister à une réunion ; je sais quelles personnes j'y trouverai, autour de quelle table, dans quel ordre, pour la discussion de quel problème. Mais qu'elles viennent, s'assoient et causent comme je m'y attendais, qu'elles disent ce que je pensais bien qu'elles diraient : l'ensemble me donne une impression unique et neuve, comme s'il était maintenant dessiné d'un seul trait original par une main d'artiste. Adieu l'image que je m'en étais faite, simple juxtaposition, figurable par avance, de choses déjà connues ! » (*La Pensée et le Mouvant*, p. 1331/ 99-100)

L'invention du possible

D'où vient que nous ne voulons pas reconnaître la nouveauté radicale du réel ? De l'illusion que ce qui vient serait toujours prévisible. Et cette illusion est liée à cette construction de toutes pièces par notre intelligence de l'idée d'un possible qui précéderait le réel. Le réel serait dans cette perspective un plus venant s'ajouter à ce qui est possible – lequel serait donc un moins selon cette représentation commune :

> « Si nous laissons de côté les systèmes clos, soumis à des lois purement mathématiques, isolables parce que la durée ne mord pas sur eux, si nous considérons l'ensemble de la réalité concrète ou tout simplement le monde de la vie, à plus forte raison celui de la conscience, nous trouvons qu'il y a plus, et non pas moins, dans la possibilité de chacun des états successifs que dans leur réalité. Car le possible n'est que le réel avec, en plus, un acte de l'esprit qui en rejette l'image dans le passé une fois qu'il s'est produit. » (*La Pensée et le Mouvant*, p. 1339/ 109-10)

Or, une chose n'est pas possible avant d'être réalisée – elle ne préexiste pas à elle-même sous une forme idéale. Sa possibilité ne devance pas sa réalisation. Elle ne devient possible qu'une fois réalisée. On dit ou on pense une chose comme possible toujours de manière rétrospective. Le possible n'est pas la condition du réel ; au contraire le possible est créé en même temps que le réel. Celui-ci n'est jamais représentable par avance. Au journaliste qui l'interviewe et dont la question porte sur ce que serait l'œuvre dramatique de demain, Bergson répond malicieusement que s'il savait ce qu'elle serait, il l'écrirait. Les armées du marketing devraient s'en souvenir lorsqu'elles prétendent prévoir les tendances.

Cette logique de rétrospection nous est très familière. Elle nous donne l'illusion d'avoir prévu l'avenir une fois que celui-ci est devenu présent. Supposons que je fasse des pronostics sur l'Oscar du meilleur film et que, par une heureuse coïncidence, mes prédictions se confirment. Rien ne m'autorise alors à dire : « Je le savais ». Avant les résultats, personne ne pouvait rien savoir encore. C'est après coup seulement que je pourrai m'exprimer au futur antérieur : « Je l'aurai su. »

> « Toujours pourtant la conviction persiste que, même s'il n'a pas été conçu avant de se produire, il aurait pu l'être, et qu'en ce sens, il figure de toute éternité, à l'état de possible, dans quelque intelligence réelle ou virtuelle. En approfondissant cette illusion, on verrait qu'elle tient à l'essence même de notre entendement. » (*La Pensée et le Mouvant*, p. 1263/ 14)

Pour saisir quelque chose d'inconnu, notre intelligence a besoin de consulter ce qu'elle connaît déjà. Son fonctionnement naturel consiste à ramener l'inconnu au connu, le nouveau à l'ancien. De la sorte, elle nous condamne à méconnaître ce qu'il y a d'original et d'inédit dans les choses.

> « L'intelligence laisse échapper ce qu'il y a de nouveau à chaque moment d'une histoire. Elle n'admet pas l'imprévisible. Elle rejette toute création. » (*L'Évolution créatrice*, p. 633/ 164)

Si le phénomène de la création échappe à notre logique, c'est justement parce qu'il fait surgir du possible avec le réel.

L'incompréhension de l'ordre vital

La vie est une évolution créatrice : depuis son apparition sur terre, elle n'a cessé de prendre de nouvelles formes, toutes plus imprévisibles les unes que les autres, avec l'apparition d'espèces qui n'étaient pas contenues dans les précédentes (à titre de possibilités abstraites). Mais notre intelligence construit un univers où chaque chose a sa cause, chaque cause sa cause, et où il n'y a donc rien d'imprévisible. Elle n'arrive pas à penser en dehors de cet ordre d'enchaînement nécessaire de cause à effet. C'est ce qui en fait une faculté d'abstraction, au sens où elle supprime tout ce qui ne compose pas avec ses attentes. Pour éliminer ce qui ne rentre pas dans ses cadres, notre intelligence l'identifie comme désordre, alors qu'il s'agit d'un ordre auquel elle ne s'attendait pas. Par exemple, quand vous entrez dans la chambre de votre enfant et que vous n'y voyez qu'un chaos, vous exprimez en réalité une déception, celle de ne pas trouver l'ordre que vous attendiez. Mais, pour votre enfant, les choses n'ont aucune allure de désordre : il arrive à s'y retrouver facilement, l'espace lui est connu et donc « ordonné ». En ce sens, lorsqu'on parle d'ordre ou de désordre dans la vie quotidienne, on ne fait que constater l'absence d'un ordre attendu au profit d'un autre auquel notre attention ne veut pas s'appliquer.

Le désordre n'existe pas en réalité ; c'est seulement la traduction subjective d'un type d'ordre qu'on rejette. Quand vous demandez à votre enfant de ranger ses affaires, vous cherchez avant tout à satisfaire vos propres critères du rangement : selon vous, les habits ne sont pas à leur place sur le lit, les jouets par terre, les crayons sur la table. Mais cela ne signifie pas pour autant qu'il règne dans la chambre un désordre objectif, comme si les vêtements, les jouets et les crayons défiaient les lois de l'attraction. En effet, l'ordre n'est rien d'autre que « l'esprit se retrouvant dans les choses » (*L'Évolution créatrice*, p. 684/ 224). Et devant l'ordre mathématique du monde physique, c'est en réalité lui-même que l'esprit admire.

> « Mais ce qui est admirable en soi, ce qui mériterait de provoquer l'étonnement, c'est la création sans cesse renouvelée que le tout du réel, indivisé, accomplit en avançant. » (*L'Évolution créatrice*, p. 679/ 218)

En fait, il faut distinguer deux sortes d'ordre : un ordre physique et un ordre vital, l'ordre de l'inerte et l'ordre du vivant, celui de l'automatisme et celui du volontaire. Cela n'a pas le même sens de parler d'ordre à propos des phénomènes astronomiques ou à propos d'une œuvre musicale. Dans un cas on pense à ce qui se répète, qui peut être prévu et calculé d'avance, et dans l'autre on entend « la génialité, l'originalité et par conséquent l'imprévisibilité même » (*L'Évolution créatrice*, p. 685/ 225).

L'erreur est donc de vouloir comprendre l'ordre vital de la création sur le modèle de l'ordre physique et mécanique. On ne veut voir du réel qu'un ensemble de phénomènes mathématiquement déterminés. On échoue à rendre compte de cette succession ininterrompue et géniale des manifestations de la nature vivante en considérant l'évolution comme le processus de déroulement d'une bobine, sur le modèle d'un film de cinéma : des photographies distinctes montées ensemble pour créer l'illusion de la continuité et du mouvement. Tout ce qui est projeté à l'écran était déjà entièrement présent dans la bobine. Dans cette optique, il n'y a pas de succession véritable, toutes les images sont simultanées. Le déroulement n'ajoute rien à ce qui se déroule. De plus, quelle que soit la vitesse de déroulement de la bobine, ce sera toujours exactement le même film. Ainsi, notre compréhension du mouvement et du changement est cinématographique. Par là, l'univers est dévitalisé, on en a effacé ce qui fait le propre de l'être vivant et conscient, c'est-à-dire le temps vécu :

> « Ainsi, l'être vivant dure essentiellement ; il dure, justement parce qu'il élabore sans cesse du nouveau et parce qu'il n'y a pas d'élaboration sans recherche, pas de recherche sans tâtonnement. Le temps est cette hésitation même, ou il n'est rien du tout. Supprimez le conscient et le vivant [...], vous obtenez en effet un univers dont les états successifs sont théoriquement calculables d'avance, comme les images, antérieures au déroulement, qui sont juxtaposées sur le film cinématographique. » (*La Pensée et le Mouvant*, p. 1332-3/ 101)

Parce que notre intelligence est tournée vers la matière – elle n'est à l'aise que parmi les solides qu'elle peut manipuler –, elle cherche à immobiliser la fluidité du réel en figeant le mouvement et en fixant le temps dans l'espace. Le mouvement est ainsi réduit à ses différentes positions et le changement à ses différents états. La durée dont les moments sont fondus ensemble nous échappe complètement. Or, ce sont les exigences pratiques qui nous poussent à ne retenir de la mobilité qu'une série d'immobilités et à distinguer différentes phases dans la continuité du progrès. Mais pour dévoiler les choses mêmes, on est tenu de suivre leur maturation intérieure. Pour cela, il faut apprendre à voir, et à voir du dedans, en commençant par changer notre regard sur le réel. Non plus voir pour agir, mais voir pour voir – non plus un réel décomposé et étalé dans l'espace, mais un réel indivisible qui dure. Contre la hantise d'un espace idéal, il faut donc affirmer la réalité de la durée.

La différence
entre la durée et l'espace

Le temps réel n'est pas mesurable

Dans un grand nombre de nos activités quotidiennes, jusque dans les expériences scientifiques les plus pointues, nous avons l'habitude de calculer le temps. Pour la science et l'opinion commune, le temps est parfaitement mesurable et nos appareils, de plus en plus perfectionnés, nous permettent de capter le quadrillionième de seconde. Seulement, il n'est pas certain que ce soit le temps lui-même que nous comptons ainsi, car le temps véritable est un temps qui dure. Et parce qu'il dure, on ne saurait le traduire en chiffres. Le temps des horloges, lui, ne dure pas parce qu'il se réduit à une succession d'instants séparés, qui s'accumulent pour former une somme. On pense calculer la durée par le décompte des instants, mais c'est autre chose qu'il faut entendre par durée.

La durée est le temps vécu par la conscience. Elle n'est pas cette portion mathématique qui comprend un nombre déterminé d'instants présents et immobiles. C'est un mouvement continu parfaitement lié :

> « Une mélodie que nous écoutons les yeux fermés, en ne pensant qu'à elle, est tout près de coïncider avec ce temps qui est la fluidité même de notre vie intérieure. » (*Durée et Simultanéité*, p. 55 ; *Mélanges*, p. 98)

La durée est en nous. Elle se distingue de l'espace dans lequel on place les choses. Or, quand nous la mesurons, nous lui appliquons une méthode d'appréhension qui convient uniquement à l'espace. Comme l'espace, nous pensons la découper indéfiniment, alors qu'elle se caractérise par son indivisibilité. Le temps arithmétique, qu'on représente comme une ligne fixe, est un temps spatialisé : c'est en fait de l'espace. Autrement dit, ce que nous mesurons avec nos horloges, c'est un espace déguisé en temps. Les positions successives de l'aiguille représentent des simultanéités dans l'espace.

> « Jamais la mesure du temps ne porte sur la durée en tant que durée ; on compte seulement un certain nombre d'extrémités d'intervalles ou de moments, c'est-à-dire, en somme, des arrêts virtuels du temps. Poser qu'un événement se produira au bout d'un temps t, c'est simplement exprimer qu'on aura compté, d'ici là, un nombre t de simultanéités d'un certain genre. Entre les simultanéités se produira tout ce qu'on voudra. » (*La Pensée et le Mouvant*, p. 1254-5/ 3)

Dès lors, il y a entre le temps des horloges et le temps vécu une différence de nature, qui recouvre celle du statique au dynamique, de l'homogène à l'hétérogène, du discontinu au continu, du juxtaposé au successif, du quantitatif au qualitatif, de l'extériorité à l'intériorité, du corps à l'esprit. Ces oppositions se ramènent toutes à une seule : la différence entre deux types de multiplicités, c'est-à-dire deux façons pour des éléments de s'associer pour former un tout. Il y a d'un côté une multiplicité qui réunit des éléments distincts mais identiques, dont l'accumulation forme une pluralité, une somme (par exemple un troupeau de moutons, une foule, tout ce qui peut être dénombré), et une multiplicité sans pluralité, dont les éléments hétérogènes, différents en nature, ne sont pourtant pas extérieurs les uns aux autres mais fusionnent de telle sorte qu'il est impossible de distinguer des unités et de les compter. De cet ordre sont les états psychologiques (les sentiments, les sensations, les représentations). Il y a donc deux manières pour différencier les éléments d'une multiplicité : soit en les distinguant dans l'espace en fonction de la place que chacun occupe, soit en considérant le processus dynamique d'ordre temporel par lequel ils se différencient sans se séparer, mais tout en se continuant les uns dans les autres.

> « On peut donc concevoir la succession sans la distinction, et comme une pénétration mutuelle, une solidarité, une organisation intime d'éléments, dont chacun, représentatif du tout, ne s'en distingue et ne s'en isole que pour une pensée capable d'abstraire. Telle est sans aucun doute la représentation que se ferait de la durée un être à la fois identique et changeant, qui n'aurait aucune idée de l'espace. Mais familiarisés avec cette dernière idée, obsédés même par elle, nous l'introduisons à notre insu dans notre représentation de la succession pure ; nous juxtaposons nos états de conscience de manière à les apercevoir simultanément, non plus l'un dans l'autre, mais l'un à côté de l'autre ; bref, nous projetons le temps dans l'espace, nous exprimons la durée en étendue, et la succession prend pour nous la forme d'une ligne continue ou d'une chaîne, dont les parties se touchent sans se pénétrer. » (*Essai sur les données immédiates de la conscience*, p. 68/ 75)

Nous avons une fâcheuse tendance à confondre l'espace et le temps. La science et la philosophie voient en eux deux choses du même genre, sans jamais parvenir à penser leur différence. On passe du temps à l'espace en remplaçant simplement « succession » par « juxtaposition » :

> « La durée s'exprime toujours en étendue. Les termes qui désignent le temps sont empruntés à la langue de l'espace. Quand nous évoquons le temps, c'est l'espace qui répond à l'appel. » (*La Pensée et le Mouvant*, p. 1256/ 5)

Notre logique ne montre du temps que les traces de son passage : au lieu de suivre son mouvement, elle en marque les interruptions. En laissant ainsi le langage penser à sa place, l'intelligence échoue à penser le temps : « une de ses fonctions était justement de masquer la durée, soit dans le mouvement, soit dans le changement. » (*La Pensée et le Mouvant*, p. 1257/ 6). Le plus grave est que cette confusion corrompt la série entière de nos états psychologiques : nous pensons notre esprit sur le modèle des choses. Au lieu de saisir l'unité de notre être dans la durée, c'est-à-dire comme une fusion d'états hétérogènes, nous l'appréhendons comme une juxtaposition d'états distincts et homogènes.

Nos états psychiques ne sont pas quantifiables

En distinguant nos états psychologiques par des mots, nous finissons par les étaler dans l'espace et voir en eux des grandeurs quantifiables, comme s'ils pouvaient être plus ou moins grands. Je crois, par exemple, que ce sentiment appelé tristesse résulte d'une amplification de l'ennui que je ressentais ce matin. Et cet ennui lui-même me semble provenir d'une diminution de ma joie d'hier. En réalité, c'est toute mon âme qui n'a cessé de subir une transformation dans le temps. Il n'y a eu ni accroissement ni décroissement dont pourrait rendre compte un quelconque appareil de mesure. Parce qu'on n'est pas ici dans le domaine du quantitatif, il y a seulement eu une modification qualitative de mon état :

> « C'est ce progrès qualitatif que nous interprétons dans le sens d'un changement de grandeur, parce que nous aimons les choses simples, et que notre langage est mal fait pour rendre les subtilités de l'analyse psychologique. » (*Essai sur les données immédiates de la conscience*, p. 13/ 10)

On ne peut calculer l'intensité des états de l'âme, les mesurer comme s'ils comportaient des degrés. Un corps est une grandeur extensive – il peut être plus grand qu'un autre –, mais la notion de grandeur intensive n'est pas soutenable. Ses défenseurs tombent dans trois erreurs :

1. Un cercle vicieux : pour démontrer qu'une émotion est plus intense qu'une autre, on pose entre elles un rapport de contenant à contenu – une joie plus grande contiendrait une joie d'une moindre intensité. Et donc on suppose ce qu'on voulait démontrer : l'idée qu'il existe entre elles un rapport de grandeur, alors que seul un corps peut en contenir un autre.

2. En ne voyant entre deux états qu'une différence de degrés, on ne fait donc que recourir à des images spatiales. Il y a ainsi confusion entre ce qui occupe de l'espace (l'étendu, l'extensif) et ce qui n'occupe pas d'espace (l'inétendu, l'intensif). Même si on admet que les grandeurs intensives ne sont pas mesurables, toute grandeur implique la divisibilité et l'étendue, donc la mesure. Dès lors, il faut cesser de parler de grandeur (même si on la caractérise comme intensive) et de croire qu'un état psychologique est plus ou moins grand.

3. Une illusion causale : on ramène la comparaison entre deux états subjectifs à une différence de grandeur dans ce qui a causé ces états. En d'autres termes, on explique l'intensité d'un effet subjectif par l'étendue de la cause objective. L'intensité de mon impression de la lumière, par exemple, serait fonction de la quantité de la source lumineuse. On suppose ainsi que plus il y a de lumière, plus ma sensation est amplifiée. Or, l'étendue de la cause ne dit rien sur l'intensité de l'effet : la sensation n'est pas plus ou moins grande selon qu'il s'agit d'un spot lumineux ou d'une bougie. La quantité de lumière a augmenté certes, mais ma sensation, elle, a changé. J'ai la sensation de plus de lumière mais non pas de plus de sensation ! De même, lorsque je soulève un poids plus important, ce n'est pas ma sensation qui est accrue, mais j'ai la sensation d'un accroissement.

Lorsque notre état de conscience se rapporte à une réalité extérieure quantifiable (par exemple la perception de la lumière, le poids d'un corps, etc.), nous percevons une intensité en relation avec l'objet qui cause notre représentation. Qu'en est-il lorsqu'il ne s'agit plus de caractériser les effets d'un son, de la lumière ou d'un poids, mais plutôt ceux de la joie, de la colère, de la pitié ? Il faut distinguer l'intensité d'une représentation de celle d'une affection. Dans ce dernier cas, on parle d'une multiplicité d'éléments en fusion dont la cause n'est pas située dans l'espace, mais dans la conscience. Or, faute d'une classification psychologique rigoureuse entre le sentiment d'une part, l'effort et la sensation d'autre part, le langage et l'intelligence confondent ce qui se passe à la surface de l'âme (effort physique et sensations corporelles) avec les sentiments profonds (affections originales), purs de tout mélange avec l'étendue spatiale :

> « Plus on descend dans les profondeurs de la conscience, moins on a le droit de traiter les faits psychologiques comme des choses qui se juxtaposent. » (*Essai sur les données immédiates de la conscience*, p. 10/ 6-7)

Le plaisir esthétique devant une œuvre d'art, la douleur physique ou le sentiment de l'effort, sans avoir de causes objectives quantifiables, sont tous dits pareillement plus ou moins grands. Mais à un certain niveau de profondeur du moi, l'intensité perd tout contact avec le domaine des quantités :

> « Elle se réduit ici à une certaine qualité ou nuance dont se colore une masse plus ou moins considérable d'états psychiques, ou, si l'on aime mieux, au plus ou moins grand nombre d'états simples qui pénètrent l'émotion fondamentale. » (*Essai sur les données immédiates de la conscience*, p. 9/ 6)

Il n'y a donc aucun rapport de grandeur entre l'étendu et l'inétendu, le quantitatif et le qualitatif. L'idée d'un parallélisme entre le corps et l'esprit (selon lequel à chaque état de l'un devrait correspondre un état de l'autre) se révèle caduque. On peut mesurer le nombre des ébranlements moléculaires dans le cerveau, mais on n'en déduira pas l'intensité de la sensation. On peut constater la quantité de travail accompli par l'organisme, mais cela n'autorise pas à parler d'une intensité de l'effort. Si l'on considère ce qui se donne à la conscience plutôt que le travail mécanique du corps, on cesse de chercher des différences de grandeur. Alors que par notre corps nous sommes auprès des choses matérielles, notre esprit est pétri de durée. D'où la différence entre la perception et la mémoire.

Perception et mémoire

Souvenez-vous d'un mal de dent intense dont vous avez souffert dans le passé. Quelle est au fond la différence entre votre souvenir de la douleur et votre sensation elle-même ? La différence est-elle donc de nature ou de degrés ? On ne saurait traiter le souvenir comme s'il était une impression affaiblie – comme si la sensation était juste une impression plus forte. Telle est pourtant la thèse de Hume, philosophe écossais du XVIIIe siècle, qui ne voit entre le souvenir du passé et la perception du présent qu'une différence de grandeur. Il y a au contraire entre le passé et le présent une différence essentielle. Comment distinguer autrement une perception légère d'un souvenir, savoir par exemple si ce mal de dent imperceptible est un souvenir ou sinon le début d'une atroce douleur ? Bref, le souvenir doit être autre chose qu'un décroissement progressif de la sensation :

> « [...] car en faisant du souvenir une perception plus faible, on méconnaît la différence essentielle qui sépare le passé du présent, on renonce à comprendre les phénomènes de la reconnaissance et plus généralement le mécanisme de l'inconscient. Mais inversement, et parce qu'on a fait du souvenir une perception plus faible, on ne pourra plus voir dans la perception qu'un souvenir plus intense. On raisonnera comme si elle nous était donnée, à la manière d'un souvenir, comme un état intérieur, comme une simple modification de notre personne. » (*Matière et Mémoire*, p. 214-5/ 70)

La différence entre perception et souvenir se rapporte à la différence entre le présent et le passé. Elle tient donc à l'hétérogénéité qualitative de la durée elle-même, dont les moments se différencient activement sans se distinguer statiquement. Dans le présent, la perception est tout entière tendue vers l'action – nous ne percevons des choses que ce qui nous intéresse. Le contour des choses dessine une action possible de notre corps : la vue d'une fraise nous invite à la manger, l'odeur de la pourriture est au contraire répulsive, etc. La perception est essentiellement limitée pour la conservation du vivant. Elle ne retient du monde extérieur que ce qui est pratiquement intéressant ; elle en soustrait tout le reste, qui ne présente aucune utilité. Certains animaux sont ainsi concentrés sur les vibrations ; pour d'autres, la vue est un élément essentiel. Une tique, par exemple, ne réagit qu'aux stimuli olfactifs au passage d'un animal et c'est tout ce qui compte pour sa survie : percevoir davantage de choses pourrait lui être nuisible.

Mais alors que la perception sert la conscience tournée vers l'action présente, le souvenir, au contraire, est virtuel, c'est-à-dire inactuel et inagissant du fond de l'inconscient :

> « Mon présent est ce qui m'intéresse, ce qui vit pour moi, et, pour tout dire, ce qui me provoque à l'action, au lieu que mon passé est essentiellement impuissant. » (*Matière et Mémoire*, p. 280/ 152)

Si la perception nous place dans les choses, la mémoire nous introduit dans l'esprit. On pense habituellement que les souvenirs sont stockés quelque part dans le cerveau. En réalité, il n'en est rien. Si c'était le cas, le souvenir serait quelque chose de présent, donc d'actif, alors qu'il relève du passé et qu'il est inconscient. Comment comprendre alors l'amnésie consécutive à de violents accidents et l'impossibilité de se remémorer des pans entiers de sa vie passée ? De là à dire que le coup reçu par le cerveau en a effacé les souvenirs, il y a un grand pas qu'il faut se garder de franchir. En fait, la lésion n'a pas vidé le cerveau comme le disque dur d'un ordinateur ; on constate seulement qu'elle empêche le rappel du passé, l'actualisation du souvenir, son insertion dans le présent de l'action.

La reconnaissance des objets est un acte qui se joue continuellement dans notre vie quotidienne : nos souvenirs se glissent sans cesse devant notre perception, nous permettant ainsi de circuler parmi des choses familières et de les utiliser. Nous n'avons nul besoin de faire l'effort de nous rappeler pour chaque chose ce qu'elle est et à quoi elle sert. Lorsqu'un patient atteint de la maladie d'Alzheimer ne connaît plus l'usage d'un outil, c'est que, face à l'objet perçu, son cerveau échoue à remplir sa fonction, qui est de rappeler le passé dans le présent et de sélectionner les souvenirs adéquats.

Quand le souvenir se forme-t-il ?

Souvenez-vous de vous-même, jeune écolier, en train de mémoriser une leçon. Se rappeler cette scène et apprendre par cœur ne sont pas des actes de même nature. Il faut distinguer entre deux types de mémoires : la mémoire-habitude et la mémoire-souvenir. La première s'acquiert par la répétition : c'est une mémoire du corps. Vous forcez celui-ci à assimiler un mouvement automatique, susceptible d'être réactualisé à tout instant. Cette mémoire relève du pur présent et ne mérite que le nom d'habitude. En revanche, le souvenir particulier de ce moment particulier de votre histoire appartient au passé. Il est daté et unique. Il s'est imprimé sans effort dans votre esprit, et son surgissement a quelque chose de capricieux. C'est la mémoire au sens originaire : elle enregistre tout votre vécu en même temps qu'il a lieu. D'où ce paradoxe difficile à penser : le passé est contemporain du présent !

Nous pensons généralement le souvenir comme une perception ancienne qui reparaît : d'abord nous percevrions les choses, puis nous conserverions quelque part leurs empreintes dans l'attente de les ressortir au moment opportun. Voilà notre erreur : croire que la formation du souvenir suit la sensation. Or, le souvenir ne vient pas après la perception sensible : il se forme en même temps qu'elle. D'où l'expérience si caractéristique du déjà-vu où nous pensons revivre une situation dans ses moindres détails. En fait, notre attention se porte sur le souvenir correspondant au présent actuel. Le déjà-vu est un souvenir du présent rendu possible par un relâchement de notre attention. Au lieu de nous concentrer sur le perçu, nous assistons médusés à son reflet, qui se forme simultanément dans notre mémoire. On peut y voir un moment de vérité par où la réalité double de notre existence devient évidente :

> « Notre existence actuelle, au fur et à mesure qu'elle se déroule dans le temps, se double ainsi d'une existence virtuelle, d'une image en miroir. Tout moment de notre vie offre donc deux aspects : il est actuel et virtuel, perception d'un côté et souvenir de l'autre. » (*L'Énergie spirituelle*, p. 917/ 136)

Je dure donc je suis

Moi et les choses

Vivant ordinairement une vie tournée vers l'extérieur, nous n'avons pas l'habitude d'entrer en nous-mêmes, d'infléchir le mouvement de notre conscience pour qu'elle coïncide avec elle-même. Au contraire, nous nous représentons notre esprit avec des images et des symboles empruntés au monde extérieur. Comment nous ressaisir nous-mêmes du dedans ? La solution est d'éprouver le temps, non pas celui qui glisse sur les choses, mais celui qui coule en nous. Nous devons cesser de considérer notre vie psychologique comme s'il s'agissait d'un corps dans l'espace. Une table par exemple est constituée de parties juxtaposées les unes aux autres – quatre pieds cloués à une planche. Au contraire, notre intériorité est une succession de moments solidaires, en ce sens qu'ils ne sont pas coupés les uns des autres comme peuvent l'être différents points dans l'espace.

Pourtant, les choses ne durent-elles pas elles aussi ? La chambre, le lit, les murs, la maison, toutes ces choses ne sont-elles pas aussi dans le temps ? Ne sont-elles pas sensibles à son passage ? Ne vieillissent-elles pas avec nous ? En fait, les choses n'éprouvent pas le temps. Elles n'ont ni nostalgie ni attente, ni regrets ni impatience. Elles ne connaissent pas la mémoire ou les projets. Elles n'accumulent pas une expérience susceptible de leur servir plus tard. Elles sont également incapables d'oubli. Durer au contraire, c'est d'abord un acte dynamique de la conscience. C'est proprement le mouvement de retenir le passé pour se jeter dans l'avenir – deux gestes qui ne sont possibles que pour des êtres vivants et conscients.

> « Retenir ce qui n'est déjà plus, anticiper sur ce qui n'est pas encore, voilà donc la première fonction de la conscience. Il n'y aurait pas pour elle de présent, si le présent se réduisait à l'instant mathématique. Cet instant n'est que la limite, purement théorique, qui sépare le passé de l'avenir ; il peut à la rigueur être conçu, il n'est jamais perçu ; quand nous croyons le surprendre, il est déjà loin de nous. Ce que nous percevons en fait, c'est une certaine épaisseur de durée qui se compose de deux parties : notre passé immédiat et notre avenir imminent. Sur ce passé nous sommes appuyés, sur cet avenir nous sommes penchés ; s'appuyer et se pencher ainsi est le propre d'un être conscient. Disons donc, si vous voulez, que la conscience est un trait d'union entre ce qui a été et ce qui sera, un pont jeté entre le passé et l'avenir. » (*L'Énergie spirituelle*, p. 818-9/ 5-6).

Cependant, les choses prennent du retard : « Si je veux me préparer un verre d'eau sucrée, j'ai beau faire, je dois attendre que le sucre fonde » (*L'Évolution créatrice*, p. 502/ 9). Quelle que soit mon impatience, le processus de dissolution du sucre dans l'eau met un certain temps. On peut donc dire des choses qu'elles sont « dans » le temps, mais leur durée ne contracte pas le passé dans une tension vers l'avenir : elle est infiniment plus diluée que celle de ma conscience. Même s'ils changent, les objets extérieurs sont dans une pure instantanéité, avec des instants qui se ressemblent et se répètent indéfiniment : ils semblent insister dans un présent qui recommence sans cesse.

En moi, en revanche, il y a toujours quelque chose qui est en train de se passer : mon état d'âme actuel continue ceux qui le précèdent et se poursuit dans ceux qui le suivent. C'est la série entière des états précédents qui lui donne sa coloration si particulière, si personnelle. Cette angoisse indéfinissable qui monte en moi à la suite d'une gaieté inexplicable n'aurait pas été la même si elle avait été précédée par un autre sentiment. Chaque état ne s'éprouve qu'en référence aux autres. De même, la tristesse singulière que je ressens à l'écoute d'une chanson est à rattacher à l'ensemble de ma vie passée. Ce sont mille souvenirs qu'elle réveille en moi, autant de résonances de mon passé qui accompagnent l'écoute de la mélodie. Un autre que moi serait resté de marbre.

Je suis ce que j'ai été

Rappelons-nous l'expérience rapportée dans *À la recherche du temps perdu*. La madeleine trempée dans la tasse de thé réveille dans l'esprit du narrateur des images perdues de l'enfance :

> « Et tout d'un coup le souvenir m'est apparu. Ce goût, c'était celui du petit morceau de madeleine que le dimanche matin à Combray (parce que ce jour-là je ne sortais pas avant l'heure de la messe), quand j'allais lui dire bonjour dans sa chambre, ma tante Léonie m'offrait après l'avoir trempé dans son infusion de thé ou de tilleul. » (Marcel Proust, *Du côté de chez Swann*, éditions Gallimard, Bibliothèque de La Pléiade, tome I, p. 46)

N'avons-nous pas parfois des sentiments indéfinissables qui nous submergent soudainement ? L'instant d'après, il se peut que nous soyons déjà passés à autre chose sans faire l'effort de les relier à des images de notre vie passée. Si toutefois nous avions cherché ce que notre état actuel pouvait évoquer, quelles fascinantes surprises aurions-nous eues alors ? À quel tableau de notre vécu antérieur aurions-nous brusquement assisté ? Tout ce qui excite notre sensibilité réveille en nous quelque chose qui retentit avec notre histoire personnelle. N'avez-vous jamais eu les larmes aux yeux sans savoir pourquoi face à un événement insignifiant ? Si vous cherchez bien, vous trouverez qu'une joyeuse nostalgie tente de ramener sur le rivage de votre conscience quelque ancien trésor que vous croyiez disparu. En réalité, le passé ne disparaît pas, il n'est jamais à proprement parler passé. Car on ne peut pas s'en décharger et le laisser derrière soi comme on se débarrasserait d'un fardeau trop pesant.

> « Oui, je crois que notre vie passée est là, conservée jusque dans ses moindres détails, et que nous n'oublions rien, et que tout ce que nous avons perçu, pensé, voulu depuis le premier éveil de notre conscience, persiste indéfiniment. » (*L'Énergie spirituelle*, p. 886/ 95)

Autrement dit, le présent est pour nous toujours plein du passé, précisément parce que nous durons. Nous sommes continuellement notre passé : celui-ci persiste dans notre présent. Il n'y a pas de coupure dans notre existence entre un avant et un après : c'est une même mélodie qui se poursuit depuis notre naissance et qui ne saurait être divisée en une succession d'instants discontinus. Les moments passés et présents s'entre-pénètrent sans se distinguer, ils se fondent ensemble dans la masse confuse de la personne.

> « Les faits de conscience, même successifs, se pénètrent, et dans le plus simple d'entre eux peut se réfléchir l'âme entière. » (*Essai sur les données immédiates de la conscience*, p. 66/ 73)

C'est cette fusion de tous les états psychologiques, passés et présents, qui garantit la singularité biographique de chaque individu. S'ils étaient séparés les uns des autres, ces états seraient anonymes, étrangers au moi qui les vit, identiques chez tout le monde. Que mon passé soit toujours entièrement là, dans une continuité indivisible avec le présent, signifie que c'est grâce à lui que je me fais et m'engage librement dans un avenir inconnu pour devenir celui ou celle que je choisis d'être.

Je serai un autre

Chacun peut éprouver la continuité de son être, qui fait qu'il se reconnaît toujours comme étant la même personne. La mémoire assure en profondeur cette permanence psychologique. Nous demeurons toujours le résultat de ce que nous avons été, même lorsque le rappel des souvenirs fait défaut.

Pourtant nous ne sommes rien de tout fait au même titre qu'une chose. Notre âme ne s'est pas formée une fois pour toutes, c'est un processus qui est toujours en voie de formation, qui n'est jamais entièrement actualisé. C'est d'ailleurs pour cette raison que notre avenir reste imprévisible par essence. Nous devons donc cesser de nous considérer comme un fait accompli, sur le modèle mécanique des choses. Nous omettons alors le caractère dynamique de notre devenir. Ceux qui supposent que l'avenir est déjà contenu dans le présent font ainsi abstraction du temps, comme si ce qui n'est pas encore pouvait subsister quelque part, en attente de se réaliser. Nous pouvons prévoir scientifiquement que l'eau va bouillir à 100 degrés, mais, pour savoir ce que nous allons faire demain, il faut attendre le lendemain et être déjà en train d'agir.

Si nous augmentons le feu, nous savons que l'eau va bouillir encore plus rapidement. Mais la vie psychologique est comme une mélodie qui ne peut être raccourcie ou allongée. Le ralentissement ou l'accélération d'un état de l'âme le modifie complètement : il ne s'agirait plus du même état ni de la même âme.

> « Le temps pourrait s'accélérer énormément, et même infiniment : rien ne serait changé pour le mathématicien, pour le physicien, pour l'astronome. Profonde serait pourtant la différence au regard de la conscience [...] ; ce ne serait plus pour elle, du jour au lendemain, d'une heure à l'autre suivante, la même fatigue d'attendre. » (*La Pensée et le Mouvant*, p. 1255/ 3)

Lorsque nous sommes amoureux, une heure d'attente peut ressembler à l'éternité, tandis qu'un jour passé avec l'être aimé fuit comme un quart de seconde. Ce n'est pas une différence du plus et du moins. En réalité, il s'agit de deux états différents : celui d'une souffrance indescriptible mêlant impatience et tension joyeuse, et celui d'un bonheur sans nom avec une insatiété permanente, comme un avant-goût de la nostalgie à venir. Mais quoi qu'il en soit, nous ne pouvons supprimer la tension qui nous sépare de l'avenir. Même nos promesses n'y changeront rien : nos sentiments ont encore le temps de se transformer.

Si mes états psychologiques ne cessent de passer indistinctement dans d'autres, de se fondre avec eux, de les modifier et de se modifier à travers eux, alors je deviens toujours autre que celui que je suis, autre que ce que j'ai été. Malgré la continuité de ma personne, je ne cesse d'expérimenter en moi cette hétérogénéité qualitative de mes états d'âme : leur qualité n'est jamais la même au cours du temps :

> « Le sentiment lui-même est un être qui vit, qui se développe, qui change par conséquent sans cesse. » (*Essai sur les données immédiates de la conscience*, p. 88/ 99)

L'hétérogénéité correspond à un changement constant et global dans la vie de l'âme. Ce n'est pas seulement ce que je ressens actuellement qui porte la couleur de toute ma vie passée. Un sentiment nouveau qui s'introduit en moi ne me laisse pas intact. Il agit également sur l'ensemble de ma personnalité ; il ne s'y surajoute pas purement et simplement : il la transforme, l'engage en entier dans une direction insoupçonnée. Au moment suivant, je suis déjà un autre.

> « Le même ne demeure pas ici le même, mais se renforce et se grossit de tout son passé. » (*Essai sur les données immédiates de la conscience*, p. 102/ 115-6)

Je suis une source d'énergie

Pour l'être vivant et conscient, le temps passé est « un gain » (*Essai sur les données immédiates de la conscience*, p. 102/116). Il y a comme un enrichissement progressif et continu de ma personne. Mais loin d'être une pure et simple accumulation, c'est une métamorphose, une création par laquelle des virtualités nouvelles ne cessent de s'actualiser et de me différencier de ce que j'ai été. Ces virtualités ne sont pas des possibilités indifférentes et théoriques qui se proposent à moi de l'extérieur, sans rapport avec mon être profond : par exemple, il n'y a rien de contradictoire à imaginer que je sois président de la République, cela est du domaine du possible, mais ce possible ne change rien à ma vie. À la différence de ces possibilités abstraites imaginées par la pensée, mes virtualités sont bien réelles. Elles me sont consubstantielles. Ce sont des puissances internes qui expriment la totalité mouvante de mon âme : car, au fond, je suis une multiplicité virtuelle de personnes, qui sont à chaque instant sur le point de naître. Toutes ne sont certes pas actualisées au cours d'une vie : une sélection s'opère constamment. Mais j'en gagne sans cesse de nouvelles à mesure que mon âme se transforme entièrement sous l'effet de chaque nouvel état.

Nous avons la fâcheuse tendance à enfermer notre moi dans un état de fait et à croire qu'il n'est rien de plus que ce qu'il est actuellement. Or, nous sommes capables de créer en nous de l'énergie qui ne s'y trouvait pas. En cela, nous ne sommes pas comme les systèmes physiques soumis au principe de conservation de la force. Ce principe, selon lequel la somme totale d'énergie dans l'univers ne varie pas au cours du temps, n'est pas valable dans le domaine psychologique où l'énergie n'y est jamais constante.

> « Visiblement une force travaille devant nous, qui cherche à se libérer de ses entraves et aussi à se dépasser elle-même, à donner

> d'abord tout ce qu'elle a et ensuite plus qu'elle n'a : comment définir autrement l'esprit ? et par où la force spirituelle, si elle existe, se distinguerait-elle des autres, sinon par la faculté de tirer d'elle-même plus qu'elle ne contient ? » (*L'Énergie spirituelle*, p. 830/ 21)

Que l'esprit puisse tirer de soi plus qu'il n'y a, cette pensée suffit, à elle seule, à nous remplir de courage. Elle nous livre le secret de l'effort : pour découvrir ce qui peut en sortir, il ne faut pas hésiter à tirer, car nous avons toujours plus que ce que nous sommes. Telle est la garantie de notre entière liberté. L'esprit n'est pas asservi aux déterminismes de la nature, il est un fond inépuisable d'énergie, une source permanente de vitalité, la promesse d'un passé renouvelé et de virtualités abondantes.

Superficiel et profond à la fois

Le moi est donc constitué de plusieurs personnes fondues en une seule, avec une mémoire qui ne cesse de grossir et de se transformer au fur et à mesure. En quoi dès lors est-il un ? Pour retrouver l'unité de la personne, il faut s'enfoncer dans les profondeurs de la conscience : le moi fondamental se trouve sous le moi superficiel. Chacun de nous vit ainsi sur deux faces, selon qu'il se tient à la croûte de son être ou qu'il creuse en lui-même pour se replacer dans la pure durée. L'unité du moi est dans la continuité mélodique de la vie intérieure. C'est une unité substantielle de changement. Ressaisir cette unité exige d'une part de se laisser vivre, en cessant « d'établir une séparation entre l'état présent et les états antérieurs » (*Essai sur les données immédiates de la conscience*, p. 67/ 74-5), et d'autre part d'accomplir « un effort vigoureux d'analyse » (*Essai sur les données immédiates de la conscience*, p. 85/ 96) pour gratter la pellicule solidifiée qui a collé à la surface du moi.

Le moi profond n'est pas un moi dont on peut prendre conscience à l'occasion – se le représenter et le décortiquer. On ne peut que le vivre du dedans. Il n'est pas de l'ordre d'une chose, mais d'un acte ; il n'est rien de représentable, c'est une puissance d'agir.

> « Le moi intérieur, celui qui sent et se passionne, qui délibère et se décide, est une force. » (*Essai sur les données immédiates de la conscience*, p. 83/ 93)

Nous manquons souvent de vivre de l'intérieur ce processus dynamique qui organise en profondeur la fusion de nos sentiments et de nos idées. Au lieu de cela, nous nous appuyons sur des émotions et des opinions qui nous ont été superficiellement communiquées, et qui ne contiennent pas la totalité de notre personne. Tous ces éléments psychiques qui viennent ainsi du dehors s'accrocher à la surface de notre moi ne s'y fondent pas ; ils créent une sorte de deuxième moi qui se comporte comme un parasite et qui tend à prendre la place du premier. Mais à proprement parler, il n'y a jamais deux moi distincts, il y a deux manières de se rapporter à soi : l'une concrète, c'est-à-dire totalement, en libérant toute l'énergie de son fond, et l'autre abstraite, c'est-à-dire partiellement, en restant à la surface.

Ainsi, ceux qui ont tendance à s'auto-analyser et qui cherchent à extraire d'eux-mêmes des sentiments ineffables pour leur appliquer des noms n'entrent en rapport qu'avec les reflets superficiels de leur moi. Ils ne saisissent qu'une cristallisation apparente et morbide de leur être, et jamais cette force intérieure, sentimentale et passionnée, toujours en feu, qui demeure en gestation – à l'abri de la société et de la publicité.

La conquête du moi fondamental nécessite de s'approprier sa durée propre et de résister à la puissance impersonnelle de dépersonnalisation de l'espace social. Mais cet effort est difficile et l'événement par lequel nous prenons possession de nous-mêmes est rare. En effet, nos décisions viennent plus facilement des strates superficielles de notre moi. Or, nous ne pouvons être absolument libres qu'en agissant selon notre temporalité propre et notre histoire personnelle.

> « Bref, nous sommes libres quand nos actes émanent de notre personnalité entière, quand ils l'expriment, quand ils ont avec elle cette indéfinissable ressemblance qu'on trouve parfois entre l'œuvre et l'artiste. » (*Essai sur les données immédiates de la conscience*, p. 113/ 129)

C'est pourquoi la prévisibilité de nos actions pour ceux qui nous connaissent n'est qu'apparente : elle ne tient qu'à ce même air de famille que nos actions comportent avec nous et entre elles, lorsqu'elles portent notre signature.

La liberté ne se prouve pas théoriquement comme une chose toute faite, elle s'éprouve en action pendant qu'elle se fait, dans la durée. Pour peu qu'elle se laisse aller, comme dans le rêve ou l'écoute d'une musique enivrante, la conscience retrouve sa durée. Le temps qualitatif se donne dans sa pureté originelle lors des vacillements de la conscience. Nous cessons de vouloir le quantifier lorsque nous renonçons à jeter sur le réel les filets de nos calculs pour l'asservir à nos besoins pratiques. À cette condition seulement, celle de se laisser vivre, la durée devient une force pour agir et se créer en totalité.

III

Comment se recréer entièrement ? Faire de la durée une force pour agir

Si nous sommes, au premier abord et le plus souvent, coupés de nous-mêmes, c'est parce que nous manquons de sonder la profondeur, la puissance et la portée de notre esprit. Une telle prise de conscience n'a rien d'une découverte théorique : elle nous mobilise en totalité. Elle nous détourne de nos activités habituelles et de nos obsessions matérielles. Rechercher la spiritualité ne nous place pas dans des sommets éthérés à l'écart du monde. Au contraire, le but est de simplifier sa vie. Or, rien n'est plus difficile que la simplicité pour notre intelligence qui aime la complication. Contre les méfaits de l'intelligence, il faut viser à l'approfondissement, à l'intensification et à l'élargissement de notre personnalité. En s'approfondissant, l'esprit se libère des choses et revient à soi par la mémoire ; en s'intensifiant, il libère sa force au dehors dans un élan vers l'avenir ; et en s'élargissant, il se libère de soi pour étendre sa perception avec l'intuition. Contre les limitations du langage et contre l'appauvrissement du monde qui en découle, il faut rappeler les ressources de notre fond intime, la vivacité de notre volonté et l'étendue de notre perception. Nous devons dépasser notre condition humaine et devenir les artistes de notre existence. Comme le poète, nous serons attentifs au sens, comme le romancier, soucieux de nos personnages, comme l'acteur, spontanés dans nos jeux et comme le peintre, désintéressés du regard. Nul besoin d'être un génie pour être l'auteur et l'acteur de sa vie. Dans la vie, seule compte une morale de créateurs. Toute entreprise philosophique doit pouvoir au final nous transmettre la joie, ce sentiment de la libre création de soi par soi, qui participe à l'efflorescence de la nouveauté du réel.

Briser les cadres du langage

Le langage éclaire les choses matérielles dans la perspective de créer un espace public, intelligible par tous, et de rendre possible l'action technique. C'est la même tendance à tout spatialiser qui nous porte à travailler, à vivre en commun et à parler. Dès lors, résister aux habitudes du langage est une façon de contester tout un système fondé sur l'extériorisation et la dépersonnalisation de la conscience individuelle. Écrasée par le poids du langage, oppressée par la brutalité des mots, celle-ci en devient étrangère à elle-même. Comment dès lors surmonter cette violence inhérente à nos discours ?

S'exprimer en images

Si le langage de l'intelligence s'applique à l'extériorité, au statique et à l'immobile, s'il n'est pas fait pour dire les fluctuations de l'âme, faut-il renoncer à l'expression de ses sentiments ? Est-il vain d'extérioriser l'intériorité ? Parler d'intérieur et d'extérieur pour désigner respectivement l'esprit et les choses relève sans doute de la métaphore, mais l'expression métaphorique constitue précisément un recours dans le langage contre les limitations et la rigidité du langage.

Nous ne saurions désigner proprement ce qui se passe en nous autrement que par images et suggestions. L'image permet de fléchir les mots et d'utiliser la langue à un autre niveau que celui de la lettre. Beaucoup mieux qu'une expression littérale, l'expression imagée exprime le sens. D'où la nécessité d'inverser notre point de vue habituel : ce qu'on pense n'être qu'un sens figuré se révèle être le véritable sens propre, et ce qu'on croit être un sens propre se réduit en fait à une figuration symbolique. L'image donne proprement le sens, alors que la littéralité n'en donne qu'une pâle image.

Par exemple, lorsqu'on parle de l'esprit en termes matériels, on croit parler de manière littérale alors qu'on pratique malgré soi la métaphore, puisqu'on transpose (*metaphora* signifie « transport » en grec) le temps de la conscience dans l'espace des choses. À l'inverse, en littérature, les images révèlent le sens directement : des sentiments au caractère unique exigent un discours imagé plutôt qu'un procédé littéral. En suggérant un sens par des images, l'écrivain arrive à établir avec son lecteur une communication directe, qui se passerait presque des mots. Nous sommes télépathiquement transportés dans son esprit. Ainsi, dans ses *Rêveries du promeneur solitaire*, Rousseau parvient à nous faire ressentir une émotion unique, que personne avant lui n'avait pu ressentir et que la montagne n'aurait jamais pu imprimer en nous. Sa langue crée, par-delà les mots, une émotion nouvelle qui n'existait pas dans la nature :

> « Ainsi la montagne a pu, de tout temps, communiquer à ceux qui la contemplaient certains sentiments comparables à des sensations et qui lui étaient en effet adhérents. Mais Rousseau a créé, à propos d'elle, une émotion neuve et originale. Cette émotion est devenue courante, Rousseau l'ayant lancée dans la circulation. Et aujourd'hui encore c'est Rousseau qui nous la fait éprouver, autant et plus que la montagne. » (*Les Deux Sources de la morale et de la religion*, p. 1009/ 37-8)

Dès lors, ce n'est pas faire preuve de précision que de dire devant une œuvre d'art : je ressens la tristesse, la joie ou l'angoisse. La généralité et la littéralité d'une telle information nient l'originalité radicale du sentiment que l'artiste a voulu transmettre, comme si son but était de nous faire ressentir des émotions qu'on connaît déjà par ailleurs. De ce point de vue, chaque œuvre est unique. Jamais par exemple, je ne pourrais retrouver la même émotion en écoutant deux musiques différentes.

> « Ce serait oublier que joie, tristesse, pitié, sympathie sont des mots exprimant des généralités auxquelles il faut bien se reporter pour traduire ce que la musique nous fait éprouver, mais qu'à chaque musique nouvelle adhèrent des sentiments nouveaux, créés par cette musique et dans cette musique, définis et délimités par le dessin même, unique en son genre, de la mélodie ou de la symphonie. » (*Les Deux Sources de la morale et de la religion*, p. 1009/ 37)

Les émotions profondes sont des créations innommables. Le nom général (la joie, la tristesse) dissimule le caractère inexprimable d'un original. Seul un artiste est capable d'illustrer une émotion singulière, à la fois simple et riche : simple dans l'élan unique qu'elle insuffle, et riche d'une multitude de pensées, de sensations, de souvenirs, mais aussi de paysages. Comment, avec tout ce qui la rattache à la personnalité de son créateur, trouver les mots appropriés pour parler d'une création ? Certes, un connaisseur aura plus de facilité à montrer ce qu'il y a en elle de nouveau. Mais quel abîme entre la simplicité d'une idée qui participe à la totalité de l'âme de l'artiste et la complication du discours qui va l'analyser et la décortiquer !

Les mots et les phrases

Ce qui vaut pour l'art vaut aussi pour la philosophie. Toute grande philosophie naît dans une émotion inexprimable qui se complique dans l'écrit. Cette émotion donne vie au discours, qui autrement resterait lettre morte, et le lecteur doit tenter de la recueillir en lui-même. C'est pourquoi lire un philosophe ne consiste pas simplement à suivre un cheminement démonstratif et conceptuel. Il faut ressentir sa pensée, sympathiser avec l'émotion libératrice qu'il s'efforce de partager.

Le diagnostic inaugurant l'*Essai sur les données immédiates de la conscience* (p. 3/ VII) — « nous nous exprimons nécessairement par des mots et nous pensons le plus souvent dans l'espace » — n'est pas catégorique. Nous pouvons penser le temps, mais à condition de nous rendre attentifs au mouvement des phrases. Car mieux qu'un mot, la phrase est à même de restituer les ondulations de l'esprit. Le bon écrivain est celui qui réussit, par un effet de profondeur et de trompe-l'œil, à effacer notre représentation de l'espace. Suggérant la fusion des sentiments, il nous remet « en présence de nous-mêmes » :

> « Encouragés par lui [le romancier], nous avons écarté pour un instant le voile que nous interposions entre notre conscience et nous. » (*Essai sur les données immédiates de la conscience*, p. 89/ 100)

D'une certaine façon, on apprend mieux à se connaître en lisant un roman qu'un traité de psychologie. Les barrières de la logique peuvent être levées grâce au soin artisanal que l'écrivain apporte à ses phrases :

> « L'art de l'écrivain consiste surtout à nous faire oublier qu'il emploie des mots. L'harmonie qu'il cherche est une certaine correspondance entre les allées et venues de son esprit et celles de son discours, correspondance si parfaite que, portées par la phrase, les ondulations de sa pensée se communiquent à la nôtre et qu'alors chacun des mots, pris individuellement, ne compte plus : il n'y a plus rien que le sens mouvant qui traverse les mots, plus rien que deux esprits qui semblent vibrer directement, sans intermédiaire, à l'unisson l'un de l'autre. » (*L'Énergie spirituelle*, p. 849-50/ 46)

La rigidité des mots est atténuée par la fluidité de la phrase. L'exercice du langage peut donc être assoupli pour épouser les fluctuations du cœur et rendre les nuances singulières de ce qui dure. D'où les bienfaits de la lecture orale.

L'art de la lecture

Nous avons tous appris d'abord à lire à voix haute un poème ou une pièce de théâtre. On gagnerait même à ce que la lecture d'un texte philosophique se fasse ainsi – ce que Bergson n'a pas manqué de mettre en pratique dans ses cours :

> « [...] nous avions essayé de montrer comment des allées et venues de la pensée, chacune de direction déterminée, passent de l'esprit de Descartes au nôtre, par le seul effet du rythme tel que la ponctuation l'indique, tel surtout que le marque une lecture correcte à haute voix. » (*La Pensée et le Mouvant*, p. 1327/ 95)

En quoi lire à voix haute un texte peut-il aider à sa compréhension ? En ce que nous devenons attentifs au rythme. La voix bien portée dessine le sens, en communique le mouvement tout en faisant oublier les symboles qui le fixent à l'écrit.

> « [...] le rythme dessine en gros le sens de la phrase véritablement écrite, [...] il peut nous donner la communication directe avec la pensée de l'écrivain avant que l'étude des mots soit venue y mettre la couleur et la nuance. » (*La Pensée et le Mouvant*, p. 1327/ 95, note 1)

En musique, l'exécution simple – tout d'une traite – de la symphonie ne s'identifie pas à ses notations symboliques. De même, la lecture orale rend sensible le sens du texte.

> « La vérité est qu'au-dessus du mot et au-dessus de la phrase il y a quelque chose de beaucoup plus simple qu'une phrase et même qu'un mot : le sens, qui est moins une chose pensée qu'un mouvement de pensée, moins un mouvement qu'une direction. » (*La Pensée et le Mouvant*, p. 1358/ 133)

D'où la responsabilité des maîtres d'école auxquels il incombe d'apprendre à lire aux enfants en les initiant d'abord à la compréhension du rythme phrastique. Avant de leur inculquer des habitudes motrices de perroquets, nous devons entraîner leur jeune pensée au recueillement afin de la désolidariser des mots-étiquettes. C'est d'ailleurs le sens étymologique du verbe latin *legere* – lire –, qui signifie originellement « cueillir », « rassembler », et qui n'est pas sans rapport avec le terme grec *logos* – la parole, le langage, le discours. En lisant les phrases avec le bon rythme, l'enfant n'a pas à rassembler d'abord des lettres, des syllabes, puis des mots. Sa compréhension du texte puise directement à la source du sens : il se prépare ainsi à recueillir une émotion. Ce qui serait difficile, sinon impossible, s'il devait se contenter de répéter bout à bout des termes. Souvenez-vous, lorsque vous vous adressez à lui, de former des phrases entières et correctes.

L'éducation à la lecture orale, délivrée du b.a.-ba, répond à un enjeu philosophique : elle familiarise avec la dynamique du sens et nous libère du poids des mots. Cette éducation est complétée par une formation en dessin : on doit commencer par l'étude des courbes intérieures au lieu d'inciter les enfants à reproduire des formes géométriques simples. Un artiste ne fait pas que dessiner des formes dans l'espace et leur appliquer des coloris, il restitue d'abord leur élan vivant, leur unité générative.

> « L'art vrai vise à rendre l'individualité du modèle, et pour cela, il va chercher derrière les lignes qu'on voit, le mouvement que l'œil ne voit pas, derrière le mouvement lui-même, quelque chose de plus secret encore, l'intention originelle, l'aspiration fondamentale de la personne, pensée simple qui équivaut à la richesse indéfinie des formes et des couleurs. » (*La Pensée et le Mouvant*, p. 1459-60/ 264-5)

Le but général de l'éducation étant de communiquer de bonnes habitudes et d'empêcher les mauvaises habitudes de s'installer, il y a deux manières pour éduquer un enfant : ou bien le dresser, ou bien susciter en lui une ouverture et une sensibilité à la création. L'éducation inférieure consiste à imprimer des habitudes motrices, des automatismes par la répétition mécanique. L'éducation supérieure vise à favoriser l'expression de l'individualité dans la création. Il ne s'agit plus de conformer l'individu à un modèle social préexistant, en l'intégrant de force dans un système d'habitudes préétablies, mais de lui assurer la capacité de renouveler les modèles et celle de créer de nouvelles habitudes, autrement dit de nouvelles manières d'habiter le monde. Dans cette optique, l'éducation artistique est essentielle et ne se réduit pas à un complément subsidiaire. Elle a une vertu politique. Elle forme l'individu à la liberté.

L'approfondissement de soi
(recueillir sa mémoire)

Faire l'effort de se laisser vivre

Si nous devenons attentifs à la succession réelle de nos états profonds, nous serons davantage enclins à marquer le cours du monde de l'empreinte originale de notre évolution personnelle. Il nous faut donc creuser en nous-mêmes pour rejoindre le flux de durée par lequel notre personnalité se forme et se transforme elle-même. Nous retrouvons le courant de la vie intérieure lorsque nous cessons de nous crisper sur ces cristallisations ostensibles du moi qui servent à afficher notre conformisme et à prouver notre zèle à ceux que nous imitons. Parcourir les niveaux profonds de l'existence implique de se détourner des occupations superficielles, des distractions matérielles, de mettre fin à cet éparpillement de soi qui rompt l'unité et la profondeur de l'âme.

Pour plonger au plus profond dans notre temps intérieur, il est utile de guetter ces moments extraordinaires où les choses nous désengagent du monde extérieur – par exemple, lorsque nous nous laissons hypnotiser par un mouvement répétitif, ou qu'une mélodie envoûtante nous invite au sommeil. Toutes ces situations mettent un point final aux procédures de notre intelligence analytique et nous familiarisent avec notre spontanéité intérieure. Au seuil de l'inconscience, nous coïncidons avec le flux et le ronronnement continu de notre psychisme. Nous pouvons ainsi nous libérer des habitudes de la réflexion pour laquelle tout est prétexte à l'analyse, à la séparation, à la distinction, et nous débarrasser de cette promptitude à briser l'unité de notre conscience. Nous cesserons de regarder le monde intérieur comme une succession d'états combinés les uns aux autres selon des lois d'association valables pour tout un chacun. Que gagnons-nous à distinguer nos états psychologiques les uns des autres et de nous-mêmes, sinon à faire la conversation ?

Nous devons donc nous laisser vivre, comme nous nous laissons aller à la rêverie, apprendre à percevoir cette « poussée » interne, ce « bouillonnement » (*Essai sur les données immédiates de la conscience*, p. 112/ 127), cette tension qui vient des profondeurs de notre moi pour faire éclater sa croûte extérieure. Le moment arrive toujours où, à force d'être comprimé et réprimé, notre moi fondamental entre en révolte. Toute la difficulté sera alors de poursuivre ce mouvement de libération et de ne pas écraser une fois de plus cette insurrection du fond contre la surface.

Cependant, il ne s'agit pas de nous débarrasser du moi superficiel ; ce serait un non-sens puisque nous ne pouvons pas abolir notre point de contact avec le monde extérieur. La conquête du moi entier se fait précisément lorsque son dédoublement est assumé. Ce qui implique une appropriation de tous les degrés de la vie psychique, depuis l'inconscience la plus profonde jusqu'aux pics les plus élevés de la conscience. C'est de ces degrés dans la profondeur que dépend le degré de liberté, selon que le moi réussit à remonter à la surface un nombre plus ou moins important d'éléments enfouis dans sa mémoire.

Lorsque nous nous laissons vivre, nous désapprenons cette tendance naturelle à toujours extérioriser et séparer nos états. Du coup, nous donnons beaucoup moins de prise aux forces parasites qui viennent se poser à la surface de notre moi et qui finissent par le recouvrir complètement. Alors nous pouvons produire des décisions véritablement libres qui ne soient pas fondées sur des motifs isolés et extérieurs.

Vouloir pour vouloir

Il nous arrive de fabriquer de toutes pièces des problèmes qui n'ont pas lieu d'être quand nous nous laissons entraîner dans des contradictions entre plusieurs motifs ou mobiles incompatibles : par exemple s'il vous faut choisir entre votre désir pour une personne mariée ou le sens du devoir. Qu'est-ce qui pourrait venir trancher ce conflit ? Devriez-vous suivre votre désir le plus intense ou bien vous appuyer sur les évidences rationnelles ? En fait, motifs et mobiles n'ont aucun poids par eux-mêmes : c'est vous qui décidez de leur influence. Autant ne pas vous cacher derrière leur prétendue nécessité et dire ensuite : « Je ne pouvais pas faire autrement ». C'est une erreur de penser que si vous ne commettez pas l'adultère, c'est par peur des conséquences ou par considérations morales. Lorsqu'on en fait des causes d'action, on donne aux motifs une existence propre et indépendante, tout comme on sépare les états psychologiques de la totalité du moi en les distinguant les uns des autres. Ces motifs s'imposeraient à nous et obligeraient notre volonté à se porter sur eux. « Ainsi le désir, l'aversion, la crainte, la tentation sont présentées ici comme choses distinctes » (*Essai sur les données immédiates de la conscience*, p. 105/ 119-120). Elles deviennent des forces étrangères qui vont nécessiter nos actes du dehors.

Or, nous n'avons nul besoin d'extérioriser nos tendances dynamiques pour avoir des raisons d'agir. Nous devons au contraire capter cette poussée interne qui nous provoque à l'action. C'est pourquoi, avant de feindre une délibération, nous devons nous rappeler que notre décision est déjà prise et que l'évaluation des motifs vient toujours trop tard, après que notre volonté s'est formée.

> « En nous interrogeant scrupuleusement nous-mêmes, nous verrons qu'il nous arrive de peser des motifs, de délibérer, alors que notre résolution est déjà prise. Une voix intérieure, à peine perceptible, murmure : "Pourquoi cette délibération ? tu en connais l'issue, et tu sais bien ce que tu vas faire." » (*Essai sur les données immédiates de la conscience*, p. 104/ 119)

À quoi bon alors toutes ces fausses hésitations dont nous aimons nous gratifier comme si c'était là un signe de sérieux et de maturité du jugement ? Nous nous balançons entre différents partis comme si nous n'étions pas capables de vouloir sans raison, de « vouloir pour vouloir » (*Essai sur les données immédiates de la conscience*, p. 104/ 119).

> « Nous voulons savoir en vertu de quelle raison nous nous sommes décidés, et nous trouvons que nous nous sommes décidés sans raison, peut-être même contre toute raison. Mais c'est là précisément, dans certains cas, la meilleure des raisons. » (*Essai sur les données immédiates de la conscience*, p. 112/ 128)

Ce besoin de rationaliser ses actes en réfléchissant abstraitement aux diverses possibilités n'est pas d'un grand secours pour celui qui se lance dans l'action. Lorsque nous agissons, nous n'avons que faire des motifs : ils ne sont pour rien dans notre détermination. L'image d'une action toute faite ne recouvre pas le point de vue de l'action qui se fait. C'est au niveau de l'action déjà accomplie que nous nous plaçons quand nous nous représentons des possibles par avance. Si nous tenons à évaluer le poids des motifs, c'est sans doute pour être, par la suite, en mesure de nous justifier. Nous anticipons ainsi sur les explications que nous aurons éventuellement à donner lorsqu'on nous demandera pourquoi nous avons agi de la sorte. N'est-ce pas finalement pour satisfaire les autres que nous nous mettons en peine, avant d'agir, de chercher des raisons à nos choix ? Le fait de ne pas avoir à expliquer ses actes après coup revient donc à faire valoir sa volonté comme l'unique motif légitime : je ne me laisse déterminer que par moi-même ; je veux parce que je veux.

La liberté n'est pas soumise à des raisons déterminantes. Il n'y a rien d'extérieur au moi qui puisse rendre compte d'un agir authentique, ou en donner l'impulsion initiale.

Maturité ou caprices

Cependant, un problème se pose ici : agir sans raison, n'est-ce pas courir le risque de manquer de cohérence, en adoptant une attitude enfantine, à mille lieues des responsabilités et du sérieux de la vie ?

> « Se conduire par caprice consiste à osciller mécaniquement entre deux ou plusieurs partis tout faits et à se fixer pourtant enfin sur l'un d'eux : ce n'est pas avoir mûri une situation intérieure, ce n'est pas avoir évolué. » (*L'Énergie créatrice*, p. 535/ 48)

Au lieu de perdre mon temps avec des motifs qui me séparent de ma volonté, il me faut plutôt me laisser porter par le cours irréversible et continu de mes états psychologiques. Je plonge dans ma durée et évite ainsi de soumettre mes actions à des principes extérieurs. À l'origine de mes choix, il y a une maturation silencieuse, qui se poursuit jusqu'à ce que l'action se détache de moi comme le « fruit trop mûr » de l'arbre (*Essai sur les données immédiates de la conscience*, p. 116/ 132). Sans motifs, je n'en suis pas réduit à adopter un comportement impulsif : je mûris mon action. Loin donc de laisser libre cours à mes caprices, j'approfondis et affine ma volonté. Ce que je fais est « la manifestation extérieure » d'un « état interne » (*Essai sur les données immédiates de la conscience*, p. 124/ 119).

> « Car l'action accomplie n'exprime plus alors telle idée superficielle, presque extérieure à nous, distincte et facile à exprimer : elle répond à l'ensemble de nos sentiments, de nos pensées et de nos aspirations les plus intimes, à cette conception particulière de la vie qui est l'équivalent de toute notre expérience passée, bref, à notre idée personnelle du bonheur et de l'honneur. » (*Essai sur les données immédiates de la conscience*, p. 112/ 128)

On peut donc dire que je suis le libre auteur de ce que je fais, à condition que mon acte découle d'un état psychique qui me contienne tout entier, c'est-à-dire qui soit assez profond pour exprimer tout ce que je suis et tout ce que j'ai été. Plus cet état est profond, plus il est le fruit de mon évolution, et moins il y a de chances pour que l'action soit l'expression de motifs extérieurs et indépendants du moi. À défaut d'avoir à conformer mes actions à des raisons tirées du domaine public, et appréciables par n'importe qui, je ne peux m'en remettre qu'à mon vouloir propre – seule condition pour qu'une action vraiment personnelle puisse surgir dans le monde. Voilà pourquoi je dois chercher au maximum à ressembler à ce que je fais.

Faire en sorte que nos actions nous expriment en entier

S'il faut que mes actions me ressemblent, alors elles doivent rester aussi imprévisibles que le cours de ma vie intérieure :

> « Une action est notre œuvre quand elle exprime notre personnalité, quand elle se rattache à notre histoire, se rapporte à notre caractère. Ce n'est pas à dire qu'elle soit nécessitée par notre caractère ou déterminée par notre histoire. Les antécédents psychologiques n'agissent pas comme des causes physiques. Des antécédents étant posés, étant donné une vie antérieure, plusieurs actions sont données comme également possibles, mais une fois l'action accomplie, elle ne sera nôtre que si elle nous ressemble. » (*Cours II*, p. 153)

Ceux qui ont tendance à s'auto-analyser ont l'habitude d'expliquer leurs actions par leur état antérieur, celui-ci par le précédent et ainsi de suite. Recomposant le cours de leur intériorité, ils croient y découvrir un enchaînement nécessaire de causes à effets : « J'ai poussé un cri parce que j'étais en colère, ceci parce que j'ai perdu patience, cela parce que j'ai eu un souvenir désagréable, etc. ». Ils se considèrent alors comme une juxtaposition d'états bien distincts qui s'engendrent inexorablement : une action serait conditionnée par toute la série antécédente d'états psychologiques. Ce qui est conforme à cette psychologie associationniste pour laquelle chaque état serait causé par celui qui le précède. Non seulement on se donne du moi une image superficielle – celle d'un agrégat de faits psychiques impersonnels –, mais de plus on en a exclu la liberté – ces faits s'enchaînant selon des lois rigoureuses.

Mais n'y a-t-il pas dans ce procédé d'explication une tentative pour se déresponsabiliser ? Comme si, en m'appuyant sur mon vécu, je me cherchais des excuses et ne voulais pas assumer ma liberté. Que mes actes soient le résultat d'une histoire ne signifie pas que je ne suis pas libre. Si je demeure celui que j'ai été, l'avenir n'est malgré tout jamais contenu dans le passé. D'une personne qui a été victime de violence dans son enfance, personne ne peut dire qu'elle sera violente à son tour. Pour expliquer qu'un homme ait pu basculer dans la délinquance, on a tendance à interroger les événements de son vécu qui ont pu le conduire jusque-là : il a été humilié par ses camarades à l'école, rejeté par les filles, battu par ses parents, etc. On passe en revue une série d'états psychologiques qui ont précédé son passage à l'acte. Notre logique rétrospective recompose ainsi le passé en fonction du présent. On veut croire que ce qui est vrai au présent ne peut pas ne pas être vrai dans l'éternité : notre comportement serait même inscrit dans nos gènes.

Cependant, jamais notre vécu affectif, aussi encombrant et traumatisant soit-il, n'agit sur nous du dehors, tant du moins que nous agissons selon lui – n'en déplaise aux psychologues associationnistes. Il ne compromet pas notre liberté, il en est la condition :

> « C'est donc une psychologie grossière, dupe du langage, que celle qui nous montre l'âme déterminée par une sympathie, une aversion ou une haine, comme par autant de forces qui pèsent sur elle. Ces sentiments, pourvu qu'ils aient atteint une profondeur suffisante, représentent chacun l'âme entière, en ce sens que tout le contenu de l'âme se reflète en chacun d'eux. Dire que l'âme se détermine sous l'influence de l'un quelconque de ces sentiments, c'est donc reconnaître qu'elle se détermine elle-même. » (*Essai sur les données immédiates de la conscience*, p. 109/ 124)

C'est donc faute de rattacher nos états intérieurs à la totalité psychique qu'ils expriment, que nous croyons être livrés à des puissances extérieures. Or, « chacun de nous a sa manière d'aimer et de haïr, et cet amour, cette haine, reflètent sa personnalité tout entière » (*Essai sur les données immédiates de la conscience*, p. 108/ 123). Se laisser porter par une passion sincère et profonde rattachée à la totalité de son être, ce n'est pas comme agir sous le coup d'une violente colère, qui est un état nerveux ponctuel. En suivant nos passions, nous sommes engagés corps et âme dans ce que nous faisons. Il y va véritablement du caractère entier de notre personne, en un mot de notre liberté.

Organiser son passé avec le présent en faveur d'un avenir

Toute notre santé psychique repose sur l'unité de notre être. Lorsque celle-ci est rompue, c'est la place aux troubles pathologiques. Or, notre intégrité dépend de notre capacité à maintenir notre passé vivant et actif. Aussi, notre mémoire est l'équivalent de notre liberté puisque, sans la conservation du passé, nous ne saurions nous ouvrir sur l'avenir. Pour se créer soi-même, il faut en même temps pouvoir rester le même. L'indétermination de l'avenir est justement fonction de la masse du passé que la conscience est capable de retenir pour l'organiser avec le présent. Du fait que je retiens le passé, je suis capable d'attendre avant d'agir : ce retard que je prends me permet d'introduire de l'imprévu, de choisir ma réaction face aux sollicitations extérieures et d'en différer le moment. Au lieu de réactions automatiques, je peux créer du nouveau.

Cette continuité dans l'identité du moi n'est pas une juxta-position d'états et de vécus qu'un psychanalyste nous aiderait à mettre au jour. Rien ne sert dès lors de s'analyser à partir d'un passé entièrement recomposé pour en déduire son présent. Tout notre passé est fondu avec notre présent, et l'accompagne sans cesse, même lorsque nous ne nous en souvenons pas explicitement. Il fait corps avec lui, avec un effet « boule de neige » à mesure que le temps s'écoule. Plus notre durée contracte le passé, plus nous sommes libres et capables de changer.

> « Non seulement, par sa mémoire des expériences déjà anciennes, cette conscience retient de mieux en mieux le passé pour l'organiser avec le présent dans une décision plus riche et plus neuve, mais vivant d'une vie plus intense, contractant, par sa mémoire de l'expé-rience immédiate, un nombre croissant de moments extérieurs dans sa durée présente, elle devient plus capable de créer des actes dont l'indétermination interne, devant se répartir sur une multiplicité aussi grande qu'on voudra des moments de la matière, passera d'autant plus facilement à travers les mailles de la nécessité. » (*Matière et Mémoire*, p. 377-8/ 280)

Pour aller de l'avant, nous devons ainsi nous appuyer sur la totalité de ce que nous avons été : c'est avec le poids de tout notre passé que nous nous jetons en avant. C'est pourquoi, sans cette poussée constante que nos souvenirs exercent du fond de notre inconscient pour remonter à la surface, nous ne trouverions jamais la force nécessaire pour anticiper notre avenir. D'où la nécessité d'invoquer son passé pour organiser ses souvenirs. Il faut trouver lesquels s'insèrent dans le présent actuel, savoir sélectionner ceux qui seront utiles pour agir. C'est cette poussée qu'on appelle le caractère et dont on souligne à juste titre la force chez les personnes qui savent faire l'effort de se mettre en avant tout en restant fidèles à ce qu'elles ont toujours été. En toute occasion, elles trouvent le moyen de s'affirmer. À l'inverse, on parle d'une faiblesse de caractère lorsque l'individu est incapable d'influer le cours des choses pour y imprimer sa marque propre et le tourner à son avantage. Il s'écrase lui-même, se laisse pétrir par le doute, la méfiance à l'égard de soi et des autres. Mais c'est parce qu'il n'a pas fait l'effort de se souvenir de lui-même. Voilà pourquoi il est urgent de toujours réactiver la totalité de notre passé afin d'en faire une force pour agir.

> « Que sommes-nous, en effet, qu'est-ce que notre caractère, sinon la condensation de l'histoire que nous avons vécue depuis notre naissance, avant notre naissance même, puisque nous apportons avec nous des dispositions prénatales ? Sans doute nous ne pensons qu'avec une petite partie de notre passé ; mais c'est avec notre passé tout entier, y compris notre courbure d'âme originelle, que nous désirons, voulons, agissons. Notre passé se manifeste donc intégralement à nous par sa poussée et sous forme de tendance, quoiqu'une faible part seulement en devienne représentation. » (*L'Évolution créatrice*, p. 498-9/ 5)

Une fois que nous avons enclenché l'effort de nous approfondir nous-mêmes, il devient possible de vivre plus intensément, c'est-à-dire : susciter les forces vitales qui nous transforment dans le temps et accroître l'élan qui nous pousse dans l'avenir.

L'intensification de soi
(prendre son élan)

Il n'y a pas de hasard ni de destin, il n'y a que la volonté

Combien de fois avons-nous renoncé à prendre une décision ? Nous avons cru pouvoir nous justifier en accusant la fatalité (ça devait être ainsi), comme si la divinité ne nous avait pas donné son consentement ; ou bien en invoquant des conditions extérieures (ce n'était pas le bon moment), comme si l'occasion nous avait manqué. Dans cette deuxième attitude, il y a aussi paradoxalement une forme de fatalisme : au lieu d'agir, nous préférons attendre mollement le passage de cette déesse chauve qu'il faut attraper par les cheveux[1]. Quand nous ne croyons pas au destin, nous croyons que le hasard fait tout : tout ce qui nous arrive serait l'effet des circonstances, comme si les circonstances pouvaient décider pour nous ! Qu'une tuile nous tombe sur la tête et on dira : « C'est le hasard ». Sans faire attention, on prête ainsi des intentions à un enchaînement mécanique de cause à effet – le hasard a voulu que la tuile nous tombât dessus –, au lieu simplement de constater une succession de faits physiques – la tuile tombe sous l'effet de la pluie. Qu'elle tombe sur le trottoir, et alors il n'y a plus de hasard. On personnifie le cours de choses lorsqu'il revêt une signification pour nous : « il n'y a de hasard que

---

1. C'est ainsi que les Romains imaginaient l'Occasion.

parce qu'un intérêt humain est en jeu ». (*Les Deux Sources de la morale et de la religion*, p. 1100/ 154).

Hasard ou destin, nous n'avons tout simplement pas su créer les conditions pour agir. Croire que tout ce qui arrive obéit à un enchaînement mécanique, ou que tout est prévu d'avance par quelque intelligence supérieure, dans les deux cas, on doute du fait incontestable de notre expérience intérieure : rien de nouveau ne peut alors sortir de nous, la création est impossible. Réduits à subir les coups du destin ou ceux du hasard, nous nous déchargeons de notre volonté. Le plus grand obstacle à son exercice se trouve donc en nous : nous avons « une inexplicable répugnance à vouloir » (*Essai sur les données immédiates de la conscience*, p. 112/ 127). Voilà qui est extrêmement inquiétant : l'ennemi est intérieur ! Mais c'est en même temps une chance inespérée : notre passivité n'est pas une fatalité, elle est aussi le résultat d'un choix.

L'homme n'est pas qu'un être passif, sans volonté, soumis à l'influence de son milieu, de l'hérédité, de son éducation : il est responsable, c'est-à-dire qu'il peut répondre de ce qu'il fait. Au quotidien, nous avons pris l'habitude de sacrifier notre spontanéité (*sua sponte* en latin signifie « de sa propre volonté ») en faveur d'une vie mécanique essentiellement tournée vers l'accumulation et la conservation de choses matérielles. Mais nous pouvons à tout moment éveiller notre conscience endormie, remonter la pente qu'elle a descendue – à condition, bien entendu de le vouloir. Dans les situations ordinaires de la vie, il n'y a rien de grave à être un automate : se lever le matin, se laver, prendre la route, etc. Nous n'avons pas besoin de nous absorber dans ces activités répétitives. Pendant que nous les accomplissons, nous pouvons penser à autre chose, nous souvenir, faire un bilan, esquisser un projet, etc. Les automatismes libèrent l'esprit. Loin de remettre en cause notre liberté, ces actions insignifiantes du quotidien sont « le substrat de notre activité libre » (*Essai sur les données immédiates de la conscience*, p. 111/ 127).

Mais le problème, c'est que « nous abdiquons souvent notre liberté dans des circonstances plus graves », « par inertie ou mollesse ». Lorsque ces moments solennels et décisifs qui nous pressent d'agir se présentent à nous, nous ne pouvons pas rester à la surface de notre être et nous contenter de ces demi-vouloirs qui sont en fait l'expression d'une incapacité à vouloir : nous devons chercher à nous approprier notre élan et à l'intensifier. Il est dès lors nécessaire de prendre la mesure des obstacles pour en conjurer la menace.

Il y a toujours autre chose à faire

De quoi naissent nos scrupules ? Nous avons tous expérimenté cette hésitation inquiète qui nous retient d'agir, parce que nous peinons à prévoir l'issue d'une entreprise qui nous tient à cœur. L'avenir est source d'inquiétudes car il reste imprévisible. Aucun observateur omniscient ne saurait en déchiffrer l'inscription dans quelque signe actuel. Pourtant, le fait que l'avenir n'est pas contenu dans le présent le rend riche en promesses. Quel enthousiasme aurions-nous à nous lancer dans une aventure si l'issue nous était connue ?

L'idée que l'avenir puisse être inscrit quelque part est complètement déprimante. Elle étouffe notre volonté d'agir. Nous n'aurions alors qu'à attendre que la bobine de l'avenir se déroule. Voilà la plus paralysante des pensées ! Pourtant, il nous arrive de jeter un œil sur les horoscopes des magazines – même sans y croire vraiment, nous cherchons des signes pour nous guider dans l'inconnu. Il y a dans ces superstitions l'expression d'un comportement naturel : celui d'anticiper l'avenir. N'avons-nous pas le pouvoir de voir l'avenir immédiat ? Grâce à la tension qui nous jette en avant de nous-mêmes, nous y sommes déjà. C'est que notre conscience n'est pas enfermée dans le présent, elle est naturellement penchée sur ce qui suit – ce qui va dans le sens de notre intérêt vital.

Mais ce n'est qu'une petite frange de l'avenir dans laquelle nous sommes admis. Au-delà nous sommes dans l'incertitude. À cause de cela, nous restons souvent englués dans une indécision croissante, incapables de mobiliser les forces nécessaires pour trancher nos choix et nous porter en avant. Nous savons qu'à tout moment tout peut encore arriver et qu'une fois dans l'action, il sera impossible de revenir en arrière. Nous restons ainsi aux aguets, de peur d'avoir oublié quelque chose à faire avant. Si par hasard nous réussissons à surmonter notre impuissance, rien ne dit que nous n'allons pas encore être saisis par le doute : et s'il avait fallu s'y prendre autrement ? Nous devons donc nous prémunir constamment contre deux sortes d'hésitations : celles qui précèdent l'action et celles qui la suivent. Avec les premières, nous calculons les risques, et avec les secondes, nous en examinons les ratés en repassant indéfiniment le film déjà tourné dans notre tête. Dans les deux cas, nous souffrons d'un défaut du vouloir qui nous empêche de passer à autre chose.

En général, si nous ne nous fixons pas des délais, nous resterons longtemps vautrés dans la procrastination. Il faut toujours se rappeler qu'« il y a autre chose à faire » (*Mélanges*, p. 864). Nous devons penser à ce que nous aurons à faire après, sans nous attarder sur ce que nous pourrions avoir à faire avant, comme ce malade qui retourne sans cesse vérifier la fermeture de la fenêtre et chez qui le ralentissement de l'élan psychologique devient fatal. Il y a chez tout homme normal une tendance aux conduites pathologiques : les folies du doute, où la personne, de peur de se tromper, rumine ses obsessions de façon interminable ; les névroses d'angoisse où les pires scénarios sont envisagés, entraînant une hypervigilance et le besoin excessif de se préserver de tout risque. Il nous faut continuellement inhiber toutes ces pensées qui entravent notre élan et referment l'avenir devant nous.

Toutes nos facultés doivent concourir à nous libérer : pour remédier aux insuffisances de notre élan, nous devons mettre notre intelligence au service de notre volonté ; nous avons aussi besoin de la sensibilité – l'émotion est un stimulant qui met tout notre être en activité : « si l'émotion me pénètre, j'agirai selon elle, soulevé par elle » (*Les Deux Sources de la morale et de la religion*, p. 1015/ 45). En revanche, tant que nous cherchons à raisonner et à régler notre volonté sur notre intelligence, nous nous condamnons à l'inaction.

À chaque fois que la peur d'agir nous laisse cloués au lit, que nous sommes envahis par des idées noires – comme la possibilité de la mort, la vanité de toute chose, la méchanceté des autres –, nous devons, pour retrouver notre spontanéité, nous rappeler d'où nous venons et ce que nous sommes : des êtres vivants portés par un élan qui nous dépasse et nous embrasse ; un élan fait de luttes, qui ne connaît ni les doutes ni la peur de l'échec, et qui assume ses ratés pour évoluer. Nous expérimentons ce phénomène tout le temps devant le spectacle de la nature : rien n'y est parfait, chaque produit comporte un raté – comme si l'élan n'était pas allé jusqu'au bout de son effort et s'était arrêté devant un obstacle qu'il n'a su surmonter. Et pourtant, l'évolution est aussi l'occasion d'une réussite quelconque : elle est à l'origine du succès que nous sommes, les humains. Elle s'éprouve en nous comme une « exigence de création » (*L'Évolution créatrice*, p. 708/ 252). Que d'obstacles ont été levés pour parvenir jusque-là ! Ce n'est jamais le moment d'arrêter le mouvement.

Convertir l'obstacle en instrument

Imaginez que vous ayez à accomplir un travail qui demande un investissement physique et intellectuel énorme, et pour lequel vous devez vous contenter de trois heures de sommeil par nuit. Alors qu'au départ vous doutiez de vos capacités, petit à petit vous vous surprenez de ce dont vous êtes capable. Au bout du compte, toutes les craintes que vous aviez se sont évaporées et ont laissé place à un sentiment d'invincibilité et de fierté. Votre étonnement se transforme en évidence : avec de l'effort, l'impossible devient réalité. Étant donné le capital de force psychologique dont vous disposiez, rien ne vous permettait d'imaginer cette récompense ultime : admirer dans la joie le résultat de votre travail.

C'est cette aptitude à l'effort qui fait de vous quelqu'un. Vous devenez une personne dès l'instant où, anticipant l'avenir, vous vous surpassez pour arriver au bout de votre tâche. Or, qu'est-ce qui permet de soutenir ce mouvement en avant sinon la volonté ? Il n'y a que la volonté d'arriver à un but qui peut vous y conduire. Tout ce que vous faites dans la vie et qui demande un effort – arrêter une dépendance, réussir ses études, évoluer professionnellement, créer une œuvre d'art, etc. – ne peut se faire sans un minimum de volonté. Si vous ne voulez pas d'une chose, alors vos efforts resteront inutiles. En même temps, vous ne pouvez rien vouloir sans consentir à y mettre toutes vos forces. Vouloir, c'est investir et concentrer son énergie dans un objectif. Effort et volonté vont de pair. L'effort est volontaire et la volonté est une force. La volonté appelle l'effort, l'effort stimule et raffermit la volonté. L'effort de volonté fait des miracles :

> « C'est l'effort qui nous affranchit des servitudes intérieures ; à l'effort seul appartient la puissance libératrice. Je voudrais maintenant vous dire quelques mots de ce que j'appellerai la puissance créatrice de l'effort ; c'est une puissance merveilleuse. Elle métamorphose tout ce qu'elle touche. Elle fait que le plomb le plus vil se change en or le plus pur. De peu elle tire beaucoup, et de rien quelque chose. Il n'est pas de qualité si précieuse, pas de talent si rare que nous ne puissions nous en doter nous-mêmes ; dès que nous

> avons amené notre volonté au degré de concentration nécessaire, et si, pour ma part, j'étais bien sûr d'avoir conduit la mienne jusque-là, je refuserais comme des cadeaux inutiles la lampe d'Aladin et la baguette magique qu'on prête aux fées. » (*Mélanges*, p. 554)

Imaginez que ce que vous désirez ne requiert aucun effort, que vous n'avez qu'à demander pour obtenir. Dans ce cas, vous n'auriez plus besoin de vouloir. Dans un monde où nous ne rencontrerions jamais d'obstacles à l'accomplissement de nos désirs, nous serions dépourvus de volonté. Ce serait un monde de purs esprits. Il n'y a pas de volonté sans une résistance de la part de la réalité extérieure et des forces adverses qui nous trompent de l'intérieur (la paresse, les doutes, etc.). L'effort est l'effet du contact de la volonté avec une matière qui lui résiste. C'est en s'éprouvant contre des obstacles que la volonté se découvre elle-même dans toute son étendue. Pour être cette puissance créatrice qui se produit elle-même et qui produit du nouveau dans le monde, elle a besoin de tout ce qui l'intensifie. Il faut donc considérer les difficultés comme des occasions uniques pour la renforcer et en accroître la portée. L'adversité est une chance pour avancer et aller plus loin. En convertissant l'obstacle en instrument, nous augmentons la vitesse de notre élan, nous apprenons à créer de l'énergie par un simple effort de volonté !

Lancée dans la bonne direction, celle d'une vie toujours plus intense, notre volonté nous libère de nous-mêmes. L'élan qui nous porte en avant nous ouvre au monde, à la vie et aux autres. Il nous rend capable de sympathie : je peux sortir de moi pour me mettre à la place de ce qui n'est pas moi.

> « Quand nous replaçons notre être dans notre vouloir, et notre vouloir lui-même dans l'impulsion qu'il prolonge, nous comprenons, nous sentons que la réalité est une croissance perpétuelle, une création qui se poursuit sans fin. » (*L'Évolution créatrice*, p. 698/ 240)

Comment autrement serions-nous capables de comprendre la vie qui nous déborde de toutes parts si nous ne pouvions pas d'abord la reconnaître en nous-mêmes ? Notre camaraderie avec la réalité dans son ensemble commence dans notre proximité avec notre être intérieur. Nous devrons nous dilater indéfiniment pour coïncider avec le mouvement générateur de toute chose.

L'élargissement de soi
(activer l'intuition)

Nous sommes déconnectés de nous-mêmes, mais aussi du monde, parce que nous nous rapportons indirectement à notre intériorité. Nous ne nous rendons pas attentifs à ce que notre conscience nous donne, à ses données immédiates. Im-médiat désigne ce qui est sans intermédiaire, sans médiation. Si nous voulons nous voir nous-mêmes sans détours, nous devons cesser de nous appuyer sur les concepts intellectuels, lesquels servent uniquement la vie pratique. L'immédiat, c'est le contraire de l'utile. Il ne répond pas aux exigences de l'action ; il est donc d'autant plus facilement éliminé de la conscience réfléchie. Avoir un rapport immédiat avec soi-même revient à saisir son âme à l'état brut, avant que l'intelligence ne s'y applique.

Il existe une méthode simple pour appréhender nos états intérieurs dans leur originalité et leur profusion sans chercher à les rapporter à des catégories préfabriquées : c'est l'intuition. Par elle, nous sommes en contact avec nous-mêmes ; notre conscience coïncide avec ses données ; il y a identité entre ce qui connaît et ce qui est connu. En cultivant l'intuition, nous apprenons à ne plus distinguer notre conscience de ce qu'elle reçoit. Saisir la donnée immédiate dans une sensation, dans un sentiment, dans un désir, nous retient de les extraire de nous et de procéder à des discriminations artificielles. Lorsque j'ai chaud, cette sensation de chaleur, c'est moi. Dans l'expérience immédiate, il n'y a pas ma conscience d'un côté et ma sensation de l'autre. De même, si je fais l'expérience immédiate de l'effort pour soulever un objet, je deviens intégralement conscience-de-mouvement-pesant. Ce qui m'est donné immédiatement, je le suis. Lorsque le jeune Werther désire Charlotte, il n'y a pas lui, le désir et son objet comme trois termes indépendants l'un de l'autre, Werther est tout entier ce désir-pour-Charlotte.

Quand nous baignons dans l'atmosphère d'une profonde émotion, celle-ci n'est pas un état que nous aurions, mais nous devenons, nous sommes entièrement cette émotion. L'expérience de la joie et celle de la tristesse sont à cet égard exemplaires : la joie extrême nous pénètre au point de nous donner « comme un étonnement d'être » alors que la tristesse nous écrase tellement que « nous aspirons au néant » (*Essai sur les données immédiates de la conscience*, p. 11/ 8). C'est tout notre être que la joie nous manifeste dans sa lumière et c'est sur tout notre être que la tristesse déverse ses ténèbres. À peine commençons-nous à en parler, à les analyser, à les décortiquer, qu'elles finissent par se vider de leur substance, se distinguant du moi qui les vit et du monde qu'elles manifestent.

Si nous voulons revenir à l'état de conscience immédiate, il faut apprendre à tout intérioriser et à tout lier. Cela suppose de rompre avec les habitudes consistant à extérioriser et à diviser le flux des états de la conscience. En quoi cette connaissance immédiate de nous-mêmes peut-elle intéresser notre vie ? En ce qu'elle nous indique le chemin pour élargir notre personnalité. L'intuition obtient de la conscience une dilatation que la réflexion nous faisait paraître impossible. Comment ne pas voir dans la vie immédiate une libération à l'égard de toute forme d'insularité et d'isolement ? Le moi ne se distingue plus de son expérience de lui-même et du reste des choses ; ma conscience immédiate d'exister ne peut que me remplir d'un sentiment de plénitude : elle me montre finalement que je ne suis pas coupé du Tout, cet océan de la création. Même les distances s'effacent à mes yeux, et mon corps possède l'immensité de l'univers lui-même :

> « On ne se lasse pas de répéter que l'homme est bien peu de chose sur la terre, et la terre dans l'univers. Pourtant, même par son corps, l'homme est loin de n'occuper que la place minime qu'on lui octroie d'ordinaire [...]. Car si notre corps est la matière à laquelle notre conscience s'applique, il est coextensif à notre conscience, il comprend tout ce que nous percevons, il va jusqu'aux étoiles. [...] Et comme l'action est ce qui compte, comme il est entendu que nous sommes là où nous agissons, on a coutume d'enfermer la conscience dans le corps minime, de négliger le corps immense. [...] Mais la vérité est tout autre, et nous sommes réellement [...] dans tout ce que nous percevons. » (*Les Deux Sources de la morale et de la religion*, p. 1194/ 274)

Se détacher pour percevoir

Habituellement, le réel nous apparaît à distance. Nous ne percevons qu'une toute petite portion du visible, celle qui pourra rentrer dans nos cadres. Si nous voulons voir plus, devenir vraiment coextensifs à toute chose, il existe un moyen d'éduquer notre regard en ce sens : l'art, dont l'objet est précisément d'élargir notre perception, et de nous rapprocher des choses.

L'art agit sur nos sens comme l'hypnose, en introduisant en nous des sentiments inventés par l'artiste. Une œuvre doit susciter notre sympathie. L'impression de grâce qu'un danseur produit peut se décrire comme « une espèce de sympathie physique » (*Essai sur les données immédiates de la conscience*, p. 12/ 10) : nous nous identifions au rythme de ses mouvements en pressentant continuellement leur direction prochaine dans la courbe qui les déploie. Et cette sympathie nous semble mutuelle : nous y trouvons « l'indication d'un mouvement possible vers nous, d'une sympathie virtuelle et même naissante » (*Essai sur les données immédiates de la conscience*, p. 13/ 10). De même la musique, la poésie, les arts plastiques, ou encore les beautés de la nature, impriment en nous des sentiments par voie de suggestion.

> « Il nous semble, pendant que nous écoutons, que nous ne pourrions pas vouloir autre chose que ce que la musique nous suggère [...]. Quand la musique pleure, c'est l'humanité, c'est la nature entière qui pleure avec elle. » (*Les Deux Sources de la morale et de la religion*, p. 1008/ 36)

L'émotion suggérée nous oblige à la sentir, même si « elle n'imposera que du consenti ». Mais l'art va plus loin encore que simplement produire des impressions : il nous permet de lever le voile dont nous avons recouvert toute chose.

> « Si la réalité venait frapper directement nos sens et notre conscience, si nous pouvions entrer en communication immédiate avec les choses et avec nous-mêmes, je crois bien que l'art serait inutile, ou plutôt que nous serions tous artistes, car notre âme vibrerait alors continuellement à l'unisson de la nature. » (*Le Rire*, p. 458-9/ 115)

Le but de l'art est de voir et de faire voir ce qui échappe à notre perception ordinaire. L'artiste porte notre attention sur des détails que nous n'aurions pas remarqués sans lui, mais que nous reconnaissons en même temps puisque nous acquiesçons à ce que nous voyons : « nous avions perçu sans nous apercevoir » (*La Pensée et le Mouvant*, p. 1371/ 150). Il nous permet de prendre conscience de ce que notre regard quotidien a pu effleurer sans s'y attarder. Il donne forme à ce dont nous avons déjà pu avoir une vague intuition. Il remodèle enfin notre façon de regarder la nature. D'où notre sentiment d'admiration, par exemple devant un tableau de Van Gogh, un livre de Thomas Mann, une musique de Stravinsky, ou un film de Kubrick : les *Souliers usés* du peintre révèlent au-delà de leur utilité immédiate la rudesse et la pesanteur de la terre ; les eaux dans *Mort à Venise* nous baignent dans le sentiment de la fin qui se rapproche ; le jaillissement bruyant des flammes dans *Le Sacre du Printemps* suscite une danse folle en faveur des forces débordantes de la nature ; dans *2001, l'Odyssée de l'espace*, l'os lancé en l'air par le singe n'est pas seulement un outil primitif, il préfigure dans un coup d'envoi évolutionnaire les vaisseaux spatiaux.

La perception artistique parvient à montrer dans les choses et dans l'âme beaucoup plus que ce qui est utile pour la pratique. Les artistes sont comme des rêveurs éveillés qui ont cessé de percevoir pour agir mais qui « perçoivent pour percevoir » (*La Pensée et le Mouvant*, p. 1373/ 153). Une perception qui n'est plus intéressée, ni asservie aux calculs, voilà ce que l'art cultive. D'où la nécessité de fréquenter les œuvres : en élargissant la portée de notre perception, celles-ci peuvent remédier à l'appauvrissement du monde dans lequel nous évoluons normalement. Leur contemplation peut ouvrir sur des pans entiers de l'univers, insoupçonnés tant que nous nous contentons des limitations que la vie pragmatique nous impose.

Sympathiser avec les choses dans leur ensemble

Mais nous avons également besoin de philosophie pour convertir radicalement notre regard, l'attacher au mouvement et au changement, et pour voir dans la nature cette « immense efflorescence d'imprévisible nouveauté » (*L'Énergie spirituelle*, p. 833/ 24). On ne déracine pas cette habitude bien enracinée de voir l'immobilité sans opérer un retournement du regard de l'esprit sur sa durée. L'intuition nous permet de rejoindre d'autres durées que la nôtre. Seule l'expérience immédiate de notre intériorité nous introduit directement dans les choses mêmes.

> « Nous appelons ici intuition la sympathie par laquelle on se transporte à l'intérieur d'un objet pour coïncider avec ce qu'il a d'unique et par conséquent d'inexprimable. » (*La Pensée et le Mouvant*, p. 1395/ 181)

Voir toute chose sous l'angle de la durée nous fait toucher au principe même de la vie auquel nous pouvons dès lors nous identifier :

> « Plus, en effet, nous nous habituons à penser et à percevoir toutes choses *sub specie durationis*, plus nous nous enfonçons dans la durée réelle. Et plus nous nous y enfonçons, plus nous nous replaçons dans la direction du principe, pourtant transcendant, dont nous participons et dont l'éternité ne doit pas être une éternité d'immutabilité, mais une éternité de vie : comment, autrement, pourrions-nous vivre et nous mouvoir en elle ? » (*La Pensée et le Mouvant*, p. 1392/ 176)

Nous sentons que tout l'univers dure de manière aussi imprévisible que nos états psychologiques.

Le « travail de déblaiement, pour ouvrir les voies à l'expérience intérieure » (*La Pensée et le Mouvant*, p. 1289/ 47) vise donc à défaire toutes les restrictions que notre intelligence fabricatrice nous a fait subir. D'abord, notre intuition nous montre que nous sommes coextensifs à l'univers matériel grâce à notre perception (nous sommes auprès des étoiles), ensuite elle nous indique la direction pour nous « dilater dans le sens de la vie » (*L'Évolution créatrice*, p. 492/ IX). Avec l'expérience de l'immédiateté, on aboutit à une refonte spirituelle intégrale : l'esprit agrandi, libéré de l'action mécanique sur la matière, vibre de la vie de l'univers. C'est pourquoi, à côté du développement de notre intellect, nous ne pouvons plus négliger celui de notre sensibilité, qui accorde notre âme « à l'unisson de la vie » (*Le Rire*, p. 388-9/ 3).

La télépathie est possible

Si les consciences s'accordent à la vie, ne pourraient-elles pas entrer en contact dans un accord sympathique ? La télépathie, c'est-à-dire l'échange direct d'un esprit à l'autre, serait-elle donc possible ?

> « Il nous est arrivé, en reprenant une conversation interrompue pendant quelques instants, de nous apercevoir que nous pensions en même temps, notre interlocuteur et nous, à quelque nouvel objet. » (*Essai sur les données immédiates de la conscience*, p. 103-4/ 118)

Lorsqu'à la lecture d'un texte, nous saisissons l'intuition de celui qui l'a écrit, nous tenons le sens sous la forme d'un mouvement simple et indicible : nous pénétrons alors son intention, nous sympathisons avec elle. Nous sentons ce qu'elle était avant sa complexification en mots et idées. Nous éprouvons l'élan primordial dont est issue la pensée, « le point où se resserrerait en tension tout ce qui était donné en extension dans la doctrine » (*La Pensée et le Mouvant*, p. 1357/ 132). Ce processus intuitif, qui nous introduit ainsi dans l'esprit de l'auteur, est de l'ordre d'une « sympathie divinatrice » ou de l'instinct.

> « Dans des phénomènes de sentiment, dans des sympathies et des antipathies irréfléchies, nous expérimentons en nous-mêmes, sous une forme bien plus vague, et trop pénétrée aussi d'intelligence, quelque chose de ce qui doit se passer dans la conscience d'un insecte agissant par instinct. » (*L'Évolution créatrice*, p. 643-4/ 176)

En effet, notre intuition est « l'instinct devenu désintéressé », affranchi des conditions vitales pour « réfléchir son objet » et « l'élargir indéfiniment » (*L'Évolution créatrice*, p. 645/ 178).

Communiquer sans symboles, de façon immédiate donc, nous savons le faire naturellement lorsque nous nous fions à notre « instinct ». Il arrive par exemple que nous nous méfiions d'une personne malgré tous les signaux avenants qu'elle affiche. Nous ne savons même pas si notre impression est bonne – elle peut nous tromper –, mais nous avons été prévenus : libre à nous d'agir en conséquence. Certains faits troublants suggèrent une sorte de compénétration des esprits. Comment expliquer la vision directe et instantanée qu'a eue cette femme de son mari mourant à la guerre (*L'Énergie spirituelle*, p. 865/ 67), sinon par l'existence d'un courant commun qui traverse les consciences ? On parlerait alors d'un phénomène d'« endosmose » des esprits. La télépathie est un fait même si nous n'arrivons pas encore à la maîtriser. Rien n'interdit de penser qu'un jour la métapsychique (la parapsychologie) arrivera à l'expliquer, tout comme la physique a su percer le mystère millénaire de la foudre :

> « Nous avons aussi bien pu passer, sans l'apercevoir, à côté de la télépathie. Mais peu importe. Un point est en tout cas incontestable, c'est que, si la télépathie est réelle, elle est naturelle, et que, le jour où nous en connaîtrions les conditions, il ne nous serait pas plus nécessaire, pour avoir un effet télépathique, d'attendre un « fantôme de vivant », que nous n'avons besoin aujourd'hui, pour voir l'étincelle électrique, d'attendre comme autrefois le bon vouloir du ciel et le spectacle d'une scène d'orage. » (*L'Énergie spirituelle*, p. 863-4/ 65)

Si un jour cette science dite « occulte » est admise dans l'institution savante, elle modifiera notre regard sur la vie : nous n'y verrons plus une énergie quantifiable réduite aux seules interactions chimiques. La médecine qui en découlera cessera de viser les symptômes pour combattre la cause centrale des maladies : au lieu de s'intéresser à ses signes visibles, elle remédiera directement à l'insuffisance de la force vitale. Rien n'empêchera alors des guérisons de se produire par la voie de la suggestion et de l'hypnose. N'est-ce pas déjà un fait notoire que la lutte contre un cancer, et plus généralement contre tout état pathologique, nécessite un état d'esprit gai ? Nous ne connaissons pas encore toute la puissance de notre esprit. Qui sait jusqu'où il peut nous porter ? Une chose est sûre : nous ne pouvons douter de son étendue ni en ignorer les signes.

S'ouvrir au monde

Avec ces hypothèses, une voie nouvelle d'action nous est indiquée : nous pouvons réellement surmonter les séparations entre les individus. Penser que nous sommes tous liés ensemble par-delà la distinction de nos corps ouvre des perspectives infinies d'actions. Je ne peux faire abstraction de l'humanité à laquelle je suis rattaché, mais non plus des animaux, ces compagnons dont on a fait de simples objets offerts à notre fièvre de consommation. Nous n'agissons certainement pas de la même manière selon que nous percevons le monde du point de vue de la pensée calculatrice ou selon que nous nous sentons portés par ce même courant de vie qui traverse tous les êtres vivants, tel un frisson ininterrompu ou la vague d'une immense émotion.

L'élargissement de notre personne nous met sur la voie d'un monde ouvert, qui ne soit pas celui des particularismes – l'espèce, la nationalité ou l'égoïsme. Nous connaissons ces moments où nous respirons avec d'autres la même atmosphère affective. L'humanité a déjà fait l'expérience de ces communions où une même émotion, lancée à travers le monde, était destinée à être partagée par tous, parce qu'elle n'excluait personne en particulier. Grâce à des personnalités héroïques, l'amour, la tolérance et l'empathie ont pu devenir des moteurs d'action. Au-delà des frontières qui divisent le monde en autant de populations ennemies et d'espèces rivales, notre sensibilité nous incite à œuvrer pour l'unité d'un monde commun et pour le respect de la vie. On peine à croire que le règne du libre-échange de la marchandise, à l'ère de la mondialisation, puisse nous y conduire. Tant de guerres et d'oublis de l'humain achèvent de nous convaincre du contraire. Une insensibilité croissante et dévastatrice s'étend sur le monde, instaurant partout des clôtures et des frontières infranchissables. Tel est l'obstacle principal qui se dresse aujourd'hui sur le chemin de l'humanité qui s'est adonnée au luxe, au superflu et aux plaisirs. Mais toute véritable révolution doit déjà commencer en soi-même : c'est à l'individu de libérer l'humanité du piège qu'elle s'est elle-même inventé.

Nous avons ainsi amorcé les premiers pas vers le but ultime auquel l'intuition de la durée devait finalement nous mener : celui pour notre personnalité de se fondre dans le Tout pour en saisir le sens et la destination.

Être, circuler et vivre dans l'absolu : se fondre dans le Tout

Les destinations divergentes
de l'élan de vie

Il n'y a pas de plan de la nature

Dire que la nature ne suit pas de plan laisse à croire que tout ce qui se produit est l'effet du hasard. Mais nous avons vu que le hasard n'a pas de sens en dehors des événements qui affectent les humains. Est-ce à dire que tout est vide de sens ? S'il n'y a pas de sens à la création, alors le monde devrait en toute logique être le résultat de pures réactions atomiques et la vie celui d'interactions moléculaires. Tous les événements de la nature obéiraient ainsi à un enchaînement rigoureux de cause à effet depuis l'instant initial du Big Bang. L'apparition du vivant ne tiendrait qu'à une certaine configuration des atomes de la matière. C'est ainsi qu'on définit le mécanisme radical.

À l'opposé de cette pensée, la croyance religieuse pose qu'il y a un Dieu tout-puissant à l'origine des choses : de ce point de vue, le monde ne peut pas obéir à des forces aveugles, il doit y avoir un plan tracé d'avance qui s'y réalise. Il y a un créateur intelligent, donc une finalité pour la création. C'est le finalisme. Il se pose comme l'adversaire du mécanisme, mais en réalité les deux s'entendent très bien sur un point crucial : le temps ne sert à rien. Étant donné notre expérience intérieure de la durée, aucune de ces deux doctrines ne peut donc nous convaincre :

« Le mécanisme radical implique une métaphysique où la totalité du réel est posée en bloc, dans l'éternité, et où la durée apparente des choses exprime simplement l'infirmité d'un esprit qui ne peut pas connaître tout à la fois. Mais la durée est bien autre chose que cela pour notre conscience, c'est-à-dire pour ce qu'il y a de plus indiscutable dans notre expérience. Nous percevons la durée comme un courant qu'on ne saurait remonter. Elle est le fond de notre être et, nous le sentons bien, la substance même des choses avec lesquelles nous sommes en communication. » (*L'Évolution créatrice*, p. 529-30/ 41)

On peut en dire autant du finalisme :

« La doctrine de la finalité, sous sa forme extrême, [...] implique que les choses et les êtres ne font que réaliser un programme une fois tracé. Mais, s'il n'y a rien d'imprévu, point d'invention ni de création dans l'univers, le temps devient encore inutile. Comme dans l'hypothèse mécanistique, on suppose encore ici que tout est donné. » (*L'Évolution créatrice*, p. 528/ 39)

Or, si toute chose devait obéir à un plan, et aspirer à un même but, comment expliquer les discordances que présente l'évolution naturelle des espèces vivantes ? Chacune entre en conflit avec les autres, et toutes cherchent à se détruire mutuellement sur le chemin de la lutte pour l'adaptation. Les espèces, mais aussi les individus eux-mêmes, ne voient que leur intérêt au détriment des autres. Même à l'intérieur d'un organisme vivant, chaque élément qui le compose vit pour son propre compte : les cellules peuvent dans certains cas (comme celui du cancer) concourir à le détruire. On ne peut donc jamais poser une subordination de toutes les parties à l'organisation du tout. Ce qui tend à montrer qu'il n'existe pas d'harmonie dans la nature ni même dans les individus qu'elle produit.

« C'est en vain qu'on voudrait assigner à la vie un but, au sens humain du mot. Parler d'un but est penser à un modèle préexistant qui n'a plus qu'à se réaliser. C'est donc supposer, au fond, que tout est donné, que l'avenir pourrait se lire dans le présent. C'est croire que la vie, dans son mouvement et dans son intégralité, procède comme notre intelligence. » (*L'Évolution créatrice*, p. 538/ 51)

Les trois directions de la vie

Mais si la vie n'applique pas un programme, cela ne signifie pas pour autant qu'elle est complètement dépourvue de signification. On la trouve au contraire engagée dans certaines directions déterminées. La vie possède un autre sens que celui que notre intelligence fabricatrice aimerait lui reconnaître. Lorsque nous créons un objet, un outil, nous avons en tête une idée préalable de sa destination, ce à quoi il va servir. Sans la compréhension de sa finalité, l'objet ne pourrait pas être fabriqué ou utilisé : un marteau est fait pour marteler. Mais on ne saurait généraliser l'usage de ce terme pour l'appliquer au domaine de l'évolution. Celle-ci dessine un mouvement dont les vivants jaillissent au fur et à mesure de son trajet, une explosion créatrice qui fait surgir les formes les plus diverses. Aucune de ces formes n'était prévue au départ. De cet élan procède toute la diversité des végétaux aux animaux, « les deux grands développements divergents de la vie » (*L'Évolution créatrice*, p. 596/ 120). S'il y a harmonie dans la nature, celle-ci vient donc de ce que les deux règnes du végétal et de l'animal sont issus d'une même tendance originelle, qui s'est ensuite divisée :

> « Mais les causes vraies et profondes de division étaient celles que la vie portait en elle. Car la vie est tendance, et l'essence d'une tendance est de se développer en forme de gerbe, créant, par le seul fait de sa croissance, des directions divergentes entre lesquelles se partagera son élan. » (*L'Évolution créatrice*, p. 579/ 100)

La vie, dans son élan créateur, est comparable à un lancement de fusées d'artifice. Chaque tendance qu'elle produit peut encore se diviser, et ainsi de suite. Une impulsion volontaire initiale s'est partagée entre plusieurs directions, que la vie va ensuite poursuivre jusqu'au bout, créant ainsi des embranchements continus et divergents. Certaines directions ont conduit à des impasses et d'autres ont été couronnées de succès : il y a autant de mouvements en avant que de piétinements sur place, de déviations que de régressions.

Dans la direction du végétal, l'élan s'est condamné à la torpeur de l'immobilité. Mais les tendances sont multiples et ne caractérisent pas chaque règne de manière définitive : conscience et inconscience ne sont pas des stations définitives, des points d'arrêt de l'évolution, elles désignent des directions qui ne sont jamais tout à fait atteintes. On trouve par exemple une tendance au mouvement chez les plantes grimpantes ou encore un endormissement chez certains animaux comme les parasites. Il y a également des correspondances : la fonction chlorophyllienne de la plante tient lieu de fonctions nerveuses. Tout cela nous interdit de considérer aussi bien des séparations radicales entre chaque règne – certaines caractéristiques de l'un se retrouvent dans l'autre – qu'une harmonie :

> « L'élan se divise de plus en plus en se communiquant. La vie, au fur et à mesure de son progrès, s'éparpille en manifestations qui devront sans doute à la communauté de leur origine d'être complémentaires les unes des autres sous certains aspects, mais qui n'en seront pas moins antagonistes et incompatibles entre elles. Ainsi la désharmonie entre les espèces ira en s'accentuant. » (*L'Évolution créatrice*, p. 583/ 104-5)

Du côté animal, deux courants se sont partagé l'évolution : l'instinct et l'intelligence. Ce sont les deux succès de la nature. À l'une des extrémités se tiennent les hyménoptères (abeilles, fourmis) et à l'autre les humains.

L'assurance et la sûreté de l'instinct paraissent subjuguantes. La précision de certaines actions animales manifeste une forme de connaissance vécue, tel ce coléoptère qui utilise une espèce d'abeille pour faire grandir ses larves :

> « Tout se passe comme si la larve du sitaris, dès son éclosion, savait que l'anthophore mâle sortira de la galerie d'abord, que le vol nuptial lui fournira le moyen de se transporter sur la femelle, que celle-ci la conduira dans un magasin de miel capable de l'alimenter quand elle sera transformée, que, jusqu'à cette transformation, elle aura dévoré peu à peu l'œuf de l'anthophore, de manière à se nourrir, à se soutenir à la surface du miel, et aussi à supprimer le rival qui sera sorti de l'œuf. Et tout se passe comme si le sitaris lui-même savait que sa larve saura toutes ces choses. » (*L'Évolution créatrice*, p. 619/ 147)

Tout se passe donc comme si l'instinct connaissait certaines choses sans les avoir apprises : l'araignée n'a pas besoin d'apprendre le tissage pour tendre ses pièges ; le sphex n'a pas fait d'études de chirurgie pour savoir quelle partie du corps de la chenille viser. Ils connaissent tout cela grâce à cette sympathie mutuelle qui existe dans la nature entre la proie et le prédateur – comme s'ils s'étaient secrètement entendus.

L'instinct définit donc un comportement parfaitement réglé sur un type d'objet. L'intelligence, en revanche, n'est pas limitée à des objets et des fonctions en particulier. Alors que l'instinct est lié aux organes – instruments organisés –, l'intelligence peut fabriquer une variété indéfinie d'outils – organes artificiels – pour divers usages, dont la fabrication de nouveaux outils. Tel est le trait principal de l'intelligence qui nous destine à travailler la matière inorganique au moyen d'instruments inorganisés.

Il y a ainsi entre intelligence et instinct une différence de nature et non de degré. Notre pensée n'est pas une complexification de la pensée animale. Toutefois, en vertu de la communauté initiale de l'élan, on trouve une ébauche d'intelligence chez les animaux. De son côté, l'homme n'est pas dépourvu d'instinct : l'intuition n'est-elle pas justement la forme désintéressée de l'instinct, qui au lieu de vivre et jouer sa connaissance va pouvoir se la représenter ?

Le saut de l'animalité vers l'humanité

Bien que l'homme soit le produit de l'évolution naturelle, il est, de tous les vivants, le seul à avoir forcé l'obstacle vers la liberté et brisé les chaînes.

> « [...] si, au bout du large tremplin sur lequel la vie avait pris son élan, tous les autres sont descendus, trouvant la corde tendue trop haute, l'homme seul a sauté l'obstacle. C'est dans ce sens tout spécial que l'homme est le "terme" et le "but" de l'évolution. [...] en un seul point l'obstacle a été forcé, l'impulsion a passé librement. C'est cette liberté qu'enregistre la forme humaine. Partout ailleurs que chez l'homme, la conscience s'est vu acculer à une impasse ; avec l'homme seul elle a poursuivi son chemin. L'homme continue donc indéfiniment le mouvement vital, quoiqu'il n'entraîne pas avec lui tout ce que la vie portait en elle. [...] Tout se passe comme si un être indécis et flou, qu'on pourra appeler, comme on voudra, homme ou surhomme, avait cherché à se réaliser, et n'y était parvenu qu'en abandonnant en route une partie de lui-même. Ces déchets sont représentés par le reste de l'animalité, et même par le monde végétal [...]. Les animaux, si éloignés, si ennemis même qu'ils soient de notre espèce, n'en ont pas moins été d'utiles compagnons de route, sur lesquels la conscience s'est déchargée de ce qu'elle traînait d'encombrant, et qui lui ont permis de s'élever, avec l'homme, sur les hauteurs d'où elle voit un horizon illimité se rouvrir devant elle. Il est vrai qu'elle n'a pas seulement abandonné en route un bagage embarrassant. Elle a dû renoncer aussi à des biens précieux. La conscience, chez l'homme, est surtout intelligence. Elle aurait pu, elle aurait dû, semble-t-il, être aussi intuition. » (*L'Évolution créatrice*, p. 719-21/ 264-7)

De l'animal à l'homme, il y a donc rupture et saut, toute la distance du clos à l'ouvert, du limité à l'illimité. Sa libération, l'homme la doit d'abord au niveau de complication de son cerveau, qui lui offre un choix très grand de mouvements. La part d'invention est indéfinie chez lui. Son horizon est vaste, tandis que celui de l'animal est bouché. On pourrait dire de l'animal qu'il s'est laissé distraire : il ne peut aller de l'avant, il est empêtré dans les habitudes de son espèce ; sa conscience hypnotisée est incapable d'échapper complètement à la matérialité qui l'absorbe.

À cause de sa continuité avec le vivant, l'homme n'a pas à se sentir humilié – comme Darwin l'a voulu. Il reprend le flambeau de l'élan vital pour le relancer dans une nouvelle direction comme si il était devenu la raison d'être de la création. Cela n'était pas prévu, mais, apparu le long d'une voie parmi tant d'autres, l'homme réussit là où jusque-là les autres échouaient ou ne réussissaient que partiellement. Dans son effort pour surmonter les obstacles matériels, l'élan finissait toujours par retomber à cause de la profusion des moyens qu'il déployait. C'est en l'homme qu'il parvient, avec la nouvelle direction tracée par l'intelligence, à dominer la matière avec succès. Ainsi, toutes les manifestations extérieures de l'intelligence humaine – la société, le langage, le cerveau – ont contribué à libérer l'homme de ses attaches à la nature. Mais en même temps, nous avons quelque peu perdu notre instinct, qui aurait dû devenir le double complémentaire de notre intelligence.

Les animaux, qui ont été pour l'homme des compagnons de route, ont participé à cet effort libérateur, en collaborant aux travaux agricoles, aux guerres, à la surveillance du foyer, etc. De tout temps, l'homme s'est appuyé sur eux pour atteindre certains buts, plus loin et plus vite. Qu'en reste-t-il aujourd'hui sinon de purs objets de consommation assujettis aux plaisirs de la société (les animaux domestiques) ou aux procédés de l'industrie agroalimentaire (la viande) ? Parce qu'il ne possède pas l'intelligence, faut-il faire de l'animal une chose, alors qu'aucun Dieu ne nous a autorisés à en disposer ?

L'élan de Dieu à l'homme

L'élan que nous expérimentons dans la tension de notre vouloir est quelque chose de divin. Il nous donne une image simple (une intuition) de ce que Dieu pourrait être : non pas une chose toute faite, mais une action, un processus se faisant :

> « [...] je parle d'un centre d'où les mondes jailliraient comme les fusées d'un immense bouquet – pourvu que je ne donne pas ce centre pour une chose, mais pour une continuité de jaillissement. Dieu, ainsi défini, n'a rien de tout fait ; il est vie incessante, action, liberté. » (*L'Évolution créatrice*, p. 706/ 249)

La création n'implique pas un rapport entre « des choses qui seraient créées » et « une chose qui crée ». L'élan de Dieu est en devenir puisqu'il crée au fur et à mesure, et non une fois pour toutes. Il lutte constamment contre la matière. À la longue, il s'épuise. Il n'est pas infini. Il peut toujours retomber, se laisser entraîner dans l'inertie de la matière :

> « Il ne faut pas oublier que la force qui évolue à travers le monde organisé est une force limitée, qui toujours cherche à se dépasser elle-même, et toujours reste inadéquate à l'œuvre qu'elle tend à produire. » (*L'Évolution créatrice*, p. 602/ 127)

Si la vie manifeste « un effort pour remonter la pente que la matière descend », la matière, de son côté, est créée par « interruption » de l'élan créateur (*L'Évolution créatrice*, p. 703/ 246). La vie est « une réalité qui se fait à travers celle qui se défait » ; la matière est issue de ce « geste créateur qui se défait » (*L'Évolution créatrice*, p. 705/ 248). Dès lors, il faut voir dans le vital et dans la matérialité deux mouvements en sens inverse, deux directions opposées : en tension d'un côté et en extension de l'autre. Mais il y a aussi une différence de rythme : la diminution de l'impulsion originelle engendre la matière étendue – celle-ci correspond à une détente de la tension vitale.

On a l'habitude de penser que le monde physique est venu d'abord, puis que la vie y est apparue quand certaines conditions étaient réunies. En fait, la vie est première et la matière consiste en une inversion de son élan, comme une fossilisation de son activité. La vie crée donc ses propres obstacles, qu'elle devra ensuite surmonter. Lorsque sa lutte avec la matière échoue, elle chute dans l'inconscience, l'automatisme, la matière : il y a alors torpeur et endormissement. Lorsqu'elle réussit, il y a la conscience la plus éveillée, la volonté intelligente, la liberté créatrice : l'esprit transforme la matière en instrument de libération.

Tous les vivants accomplissent cet effort pour dominer la matière inerte lorsqu'ils emmagasinent l'énergie que celle-ci a accumulée pour la convertir en mouvements. Ainsi, l'animal dépense une énergie qu'il a recueillie en mangeant un autre animal, lequel a mangé une plante remplie d'énergie solaire, etc. On croit que l'énergie se réduit aux processus physico-chimiques, mais l'énergie n'est pas seulement matérielle, elle est aussi spirituelle. Si la matière conserve toujours la même quantité d'énergie, l'esprit a le pouvoir de s'étendre indéfiniment dans la direction qu'il a choisie en tirant de lui-même plus qu'il n'y a. Il peut se créer et s'accroître lui-même. Voilà ce que signifie pour nous vivre plus intensément : devenir des surhommes, plus proches du divin que de l'animal. L'homme peut imiter le courant de volonté qui traverse toute chose, et reprendre pour son compte l'exigence de créer. Car il n'a pas d'autre destinée vers laquelle diriger ses efforts que celle qui lui est indiquée par l'impulsion initiale.

« Tous les vivants se tiennent, et tous cèdent à la même formidable poussée. L'animal prend son point d'appui sur la plante, l'homme chevauche sur l'animalité, et l'humanité entière, dans l'espace et dans le temps, est une immense armée qui galope à côté de chacun de nous, en avant et en arrière de nous, dans une charge entraînante capable de culbuter toutes les résistances et de franchir bien des obstacles, même peut-être la mort. » (*L'Évolution créatrice*, p. 724-5/ 271)

La joyeuse destinée de l'âme

Nous ne sommes pas qu'un simple corps

L'existence de l'âme est très facilement mise en doute. On entend souvent que l'homme n'est qu'un corps, que la conscience est une fonction du cerveau, que le cerveau accomplit toutes les fonctions mentales comme penser, vouloir, sentir, etc. Le jour où le corps s'éteint, le cerveau cesse de fonctionner et l'homme n'est plus rien. Que signifient ces affirmations ? Manifestement, elles entraînent quelques absurdités…

Si tout ce qui parvient à la conscience de l'homme résultait d'états chimiques rigoureusement déterminés, alors l'homme ne serait pas libre. Ses actions seraient les conséquences des interactions complexes du système cérébral. Ses sentiments se réduiraient au fonctionnement de ses neurotransmetteurs. Vous êtes un peu déprimé ? Voici un médicament pour vous soulager. Vous ressentez une angoisse ? Voilà de quoi la faire taire. Nous pensons ainsi qu'en abrutissant notre cerveau, nous sommes quittes avec notre psychisme. Nous restons alors concentrés sur des symptômes extérieurs, et sur la manière de les effacer.

On suppose malencontreusement que chaque état du cerveau correspond à un état d'âme. Le mental ne serait qu'une traduction du cérébral. Si on pouvait lire dans le cerveau d'une personne, on comprendrait tout ce qui se passe dans sa conscience. Pourtant, c'est impossible, car à un seul état cérébral peuvent correspondre une infinité d'états psychologiques. L'erreur est de croire qu'il y a une identité stricte entre le cerveau et la conscience, alors qu'on constate simplement une relation de solidarité : lorsque l'un est affecté, l'autre l'est également. Mais il n'y a pas d'équivalence entre eux. Pensons au vêtement tenu par un clou : ainsi, les états mentaux s'accrochent à des états cérébraux. Du cerveau, on peut seulement dire qu'il permet à l'esprit de s'insérer dans la matière.

En réalité, nous méconnaissons le rôle de notre corps lorsqu'on en fait un système photographique capable de perception, et un organe d'enregistrement capable de mémoire. Premièrement, nous ne percevons pas une image des choses dans notre cerveau, mais nous percevons les choses là où elles sont, dans l'espace extérieur. On croit que notre perception vient s'ajouter à la chose perçue alors qu'elle lui est identique : et même, elle est cette chose moins tout ce qui n'intéresse pas notre action vitale. Notre cerveau sert en réalité à éliminer tout ce qui n'est pas utile pour la conservation de notre corps. Mais il n'a pas le pouvoir de produire des représentations des choses dans ses centres corticaux.

Deuxièmement, il faut expliquer comment nos souvenirs pourraient se réduire aux impressions que les choses ont laissées sur notre organe cérébral. Lorsque nous nous rappelons une chose, nous en avons une image simple, et non un nombre gigantesque de souvenirs correspondant à tous les côtés qu'elle aurait imprimé dans notre cerveau. Si la mémoire d'un mot était stockée dans notre cerveau, alors nous devrions avoir autant de souvenirs de ce mot que des fois où nous l'avons entendu et des voix qui l'ont prononcé. En réalité, nous pouvons nous souvenir d'un mot indépendamment de la forme qu'il a gravée dans notre mémoire. Or, tous ces souvenirs existent bel et bien, mais à l'état virtuel : ils ne sont pas présents actuellement ; ils n'ont aucune matérialité, ni une quelconque utilité à être rappelés. Notre cerveau joue encore ici un rôle tout négatif : celui de limiter le nombre de souvenirs qui pourraient remonter à la conscience. Il est un filtre, mais il n'a pas le pouvoir de conserver les souvenirs.

Notre cerveau n'est donc ni un phonographe ni un appareil photographique, mais « une espèce de bureau téléphonique central » (*Matière et Mémoire*, p. 180/ 26) qui sert à recevoir et à transmettre la communication : il permet d'analyser les excitations sensorielles et de sélectionner parmi une large gamme de mouvements la réaction appropriée, celle que notre corps devra apporter pour se conserver. C'est pourquoi il faut le voir comme l'organe de l'attention à la vie : il permet de fixer la conscience pour l'empêcher de rêver et de se perdre dans le passé.

L'esprit, à l'inverse, fait sauter les limites de notre corps dans l'espace et le temps. Débordant le corps de toutes parts, l'âme lui permet de s'étendre « jusqu'aux étoiles » (*L'Énergie spirituelle*, p. 837/ 30). Au lieu de le fixer à l'instant présent, elle retient le passé pour lui permettre de s'élancer dans l'avenir. Si le corps tend à répéter des mécanismes automatiques, c'est l'âme qui déclenche en lui des mouvements imprévisibles, parce que son rôle est de créer du nouveau. Mais elle ne crée pas seulement à l'extérieur d'elle-même : elle est capable d'infléchir sa propre courbure pour former à sa guise son caractère.

> « [...] l'action volontaire réagit sur celui qui la veut, modifie dans une certaine mesure le caractère de la personne dont elle émane, et accomplit, par une espèce de miracle, cette création de soi par soi qui a tout l'air d'être l'objet même de la vie humaine. » (*L'Énergie spirituelle*, p. 837/ 31)

Notre destinée : devenir des créateurs

Nous n'avons pas été faits pour une raison. Rigoureusement parlant, aucune destinée ne nous a été fixée d'avance. Nous n'avons pas à devenir quelque chose en particulier – à réaliser un projet conçu pour nous. Mais chacun de nous doit trouver une destinée et c'est là une affaire individuelle. Je ne peux dire aux autres ce qu'ils doivent faire de leur vie. Mais je peux exiger d'eux une chose, la même que pour moi-même : qu'ils en fassent quelque chose. Fais quelque chose de ta vie ! Le seul devoir qui ait encore un sens, c'est celui d'être un créateur, de se créer soi-même. Inventer sa vie est ce que l'âme sait faire de mieux. Son rôle est d'introduire du nouveau dans un monde où la matière offre un spectacle morose, celui des instants recommençant sans cesse, celui des mêmes causes donnant sans exception les mêmes effets. Vous pouvez, donc vous devez, être la cause d'effets toujours nouveaux et imprévisibles. Vos actions ne sont pas prisonnières d'une équation mathématique. Votre esprit a le pouvoir de contredire les lois du mécanisme. Vous n'avez pas le droit d'être une chose parmi les choses, et de subir passivement l'influence de votre milieu, de votre éducation, de votre hérédité, de vos habitudes. Même s'il vous arrive de vous laisser soumettre par distraction, rappelez-vous que vous pouvez à tout moment réagir, car vous possédez cette force inépuisable qui peut s'accroître indéfiniment. Il suffit de tirer pour en sortir plus que ce qui s'y trouve.

Ce devoir de se créer n'est écrit nulle part. Aucune déclaration ne le formule. Il ne donne aucune règle pour agir, aucun objet précis à l'action. Et pourtant, il est le plus concret de tous, car il est inhérent à notre conscience. Il est sa raison d'être. Il donne naturellement un sens à notre vie, c'est-à-dire qu'il nous indique une direction à suivre. C'est en ce sens qu'on pourra parler d'une destinée sans point d'arrivée. La seule exigence est de ne jamais interrompre la marche en avant.

Cette direction à prendre devient une évidence dès l'instant où elle s'inscrit dans la continuité d'une provenance : l'élan vital, cette âme ardente du monde qui s'est divisée elle-même pour créer une multitude de personnalités différentes qui étaient toutes fondues en elle – tout comme je découvre en moi-même une multiplicité de personnalités virtuelles parmi lesquelles je dois choisir pour me créer.

> « Si donc, dans tous les domaines, le triomphe de la vie est la création, ne devons-nous pas supposer que la vie humaine a sa raison d'être dans une création qui peut [...] se poursuivre à tout moment chez tous les hommes : la création de soi par soi, l'agrandissement de la personnalité par un effort qui tire beaucoup de peu, quelque chose de rien, et ajoute sans cesse à ce qu'il y avait de richesse dans le monde ? » (*L'Énergie spirituelle*, p. 833/ 24)

Or, il y a un signe qui ne trompe pas, et la nature nous en a fait don pour nous signaler que nous avons pris la bonne direction :

> « Les philosophes qui ont spéculé sur la signification de la vie et sur la destinée de l'homme n'ont pas assez remarqué que la nature a pris la peine de nous renseigner là-dessus elle-même. Elle nous avertit par un signe précis que notre destination est atteinte. Ce signe c'est la joie. [...] la joie annonce toujours que la vie a réussi, qu'elle a gagné du terrain, qu'elle a remporté une victoire : toute grande joie a un accent triomphal. [...] partout où il y a joie, il y a création : plus riche est la création, plus profonde est la joie. » (*L'Énergie spirituelle*, p. 832/ 23)

Victoire et triomphe font suite à une lutte, une guerre même ! La joie de la création suppose d'avoir réussi à surmonter l'adversité, quelquefois extrême, avant d'atteindre son but. Ainsi, la mère qui a porté et accouché de son enfant, non sans douleur, peut ressentir la joie en le regardant car « elle a conscience de l'avoir créé physiquement et moralement » (*L'Énergie spirituelle*, p. 832/ 23). L'artiste, le savant, l'entrepreneur, etc. connaissent aussi cette joie lorsqu'ils peuvent enfin admirer dans leur œuvre l'élan qui lui a donné naissance. La joie, c'est donc le sentiment d'avoir vaincu les obstacles, d'avoir été le plus fort, de s'être transcendé soi-même.

Dans la joie victorieuse, il n'y a ni plaisir physique ni vanité, cette satisfaction qu'on tire de l'approbation d'autrui. Le plaisir consiste en un artifice de la nature pour assurer notre conservation et il ne saurait donner un sens à l'existence : il n'indique aucune direction à suivre. C'est la raison pour laquelle ceux qui consacrent leur vie au plaisir ne trouvent au fond que la tristesse ; tandis que la recherche des honneurs et de la gloire ne rentre pas dans la joie profonde ressentie devant « une œuvre viable et durable » (*L'Énergie spirituelle*, p. 833/ 24). Ce qui explique pourquoi ceux qui n'ont en tête que de récolter les louanges n'emportent aucune victoire : leur course à la reconnaissance n'a pas le caractère festif et fier d'un triomphe créateur. Leur création doit manquer de consistance.

Les degrés de profondeur dans la joie correspondent à la richesse de la création. Il y en a qui enfantent la vie, des choses, des idées, des œuvres d'art. Il y a surtout ceux qui créent leur personne. Et parmi ces derniers, il y en a qui soutiennent les autres en leur communiquant leur propre joie. Se créer soi-même, tout le monde est en mesure de le faire. Mais les plus rares sont ceux qui s'attellent à la tâche de transformer les autres. Nous ne pourrons jamais soupçonner chez eux cette vanité intéressée, ni la recherche égoïste du plaisir :

> « Mais créateur par excellence est celui dont l'action, intense en elle-même, est capable d'intensifier aussi l'action des autres hommes, et d'allumer, généreuse, des foyers de générosité. » (*L'Énergie spirituelle*, p. 834/ 25)

Rien n'oblige ces êtres exceptionnels, sinon cette joie extrême qu'ils tirent de leur proximité avec l'impulsion originelle de la vie, ce qui en même temps les place « au point culminant de l'évolution » - car seule la hauteur du point d'élévation mesure le degré de profondeur : « Le feu qui est au centre de la terre n'apparaît qu'au sommet des volcans. » (*L'Énergie spirituelle*, p. 834/ 25).

Notre destination s'arrête-t-elle là ? Ne nous est-il rien permis d'espérer de plus ?

Immortels peut-être

La question est de savoir si notre destination prend fin au seuil de la mort ou si elle se poursuit ailleurs. De ce que notre âme s'est accrochée à notre corps, ne pourrait-elle pas s'en détacher à terme, pour continuer sa vie autrement ? Notre vie serait alors peut-être une préparation pour une vie supérieure. Voilà un problème, « le plus grave que puisse se poser l'humanité » (*L'Énergie spirituelle*, p. 858-9/ 58). Nous ne pouvons éviter de nous poser « ces questions d'un intérêt vital ».

Si nous nous laissions couler dans l'élan de vie, nous oublierions la mort ; ainsi les animaux, mus par l'instinct, ne semblent pas entretenir avec elle un rapport angoissé, fruit de la réflexion et de l'intelligence. L'idée de la mort entre en contradiction avec notre volonté et son élan. Nous ne voulons pas mourir. Nous ignorons quand notre mort surviendra mais la seule certitude de devoir mourir un jour suffit à nous rendre craintifs et malades.

> « Ainsi, la poussée vitale ignore la mort. Que l'intelligence jaillisse sous sa pression, l'idée de l'inévitabilité de la mort apparaît : pour rendre à la vie son élan, une représentation antagoniste se dressera ; et de là sortiront les croyances primitives au sujet de la mort. » (*Les Deux Sources de la morale et de la religion*, p. 1092/ 144)

Alors qu'il doit son savoir de la mort à son intelligence, l'homme trouve dans la fonction fabulatrice de son intelligence les ressources nécessaires pour s'en préserver. Il cherche l'équilibre perdu dans la religion en hallucinant sur l'image d'une vie après la mort.

> « [...] la religion est une réaction défensive de la nature contre la représentation, par l'intelligence, de l'inévitabilité de la mort. » (*Les Deux Sources de la morale et de la religion*, p. 1086/ 137)

Cette fabulation sert grandement la société. De tout temps, elle a convaincu de l'autorité des lois. Si l'homme était assuré qu'il n'y a pas de continuité de la vie des âmes, alors tout serait permis. Le culte des dieux et celui des ancêtres ont permis de consolider l'édifice social. Les croyances dans la survivance de l'âme s'expliquent comme des fictions utiles. On peut y voir un même effort intelligent pour combattre ce que les représentations de l'intelligence ont « de déprimant pour l'individu, et de dissolvant pour la société » (*Les Deux Sources de la morale et de la religion*, p. 1150/ 217).

Faut-il dès lors renoncer à espérer ? Ou bien s'en remettre à ce geste de survie comme cette dame qui a failli tomber dans le vide en se précipitant dans une cage d'ascenseur (*Les Deux Sources de la morale et de la religion*, p. 1076/ 124) ? Au dernier moment, elle a cru être repoussée sur le palier par quelqu'un alors qu'il n'y avait personne : elle a évité la chute fatale grâce à la fonction fabulatrice de son esprit. L'hallucination lui a sauvé la vie. En imaginant une vie après la mort, nous trouvons pareillement un moyen pour ne pas sombrer dans l'abîme de l'insignifiance et du vide de l'existence. Mais sommes-nous pour autant condamnés à fabuler sur l'immortalité ?

En principe, le philosophe peut se prononcer sur la question sans forcer son imagination ni la nôtre, en partant des données expérimentales dont il dispose sur le fonctionnement du cerveau, l'indépendance de la conscience, la persistance des souvenirs.

> « Voici un cerveau qui travaille. Voilà une conscience qui sent, qui pense et qui veut. Si le travail du cerveau correspondait à la totalité de la conscience, s'il y avait équivalence entre le cérébral et le mental, la conscience pourrait suivre les destinées du cerveau et la mort être la fin de tout [...]. Mais si, comme nous avons essayé de le montrer, la vie mentale déborde la vie cérébrale, [...] alors la survivance devient si vraisemblable que l'obligation de la preuve incombera à celui qui nie, bien plutôt qu'à celui qui affirme. » (*L'Énergie spirituelle*, p. 859/ 58-9)

Ces faits établis par la méthode intuitive permettent de tirer des conclusions qui n'auront certainement pas un degré de certitude mathématique. On ne peut démontrer l'immortalité de l'âme, mais, en se plaçant dans « la région du probable », on peut soupçonner une poursuite de « l'intensification de la personnalité » après la mort (*L'Énergie spirituelle*, p. 835/ 27). Une solution probable peut être affirmée de manière catégorique alors qu'une solution en apparence définitive restera toujours hypothétique (*La Pensée et le Mouvant*, p. 1288-9/ 46). Rien n'interdit ensuite de faire l'« hypothèse » d'une évolution créatrice qui continue sur « des plans moraux » à condition de préciser qu'il s'agit « du simple possible ».

> « S'il y a pour les consciences un au-delà, je ne vois pas pourquoi nous ne découvririons pas le moyen de l'explorer. Rien de ce qui concerne l'homme ne saurait se dérober de parti pris à l'homme. Parfois d'ailleurs, le renseignement que nous nous figurons très loin, à l'infini, est à côté de nous, attendant qu'il nous plaise de le cueillir. Rappelez-vous ce qui s'est passé pour un autre au-delà, celui des espaces ultraplanétaires. Auguste Comte déclarait à jamais inconnaissable la composition chimique des corps célestes. Quelques années après, on inventait l'analyse spectrale, et nous savons aujourd'hui, mieux que si nous y étions allés, de quoi sont faites les étoiles. » (*L'Énergie spirituelle*, p. 835-6/ 27-8)

Si la survivance de l'âme sur une certaine durée devient philosophiquement une probabilité, seule la religion pourra affirmer son immortalité dans l'éternité.

Le destin spiral du monde

Que se passe-t-il lorsque l'âme, sur la voie de sa destinée, s'est libérée des obstacles matériels ? Elle ne s'en va pas se réfugier dans un lieu céleste à l'abri du monde. Au contraire, ayant triomphalement vaincu l'inertie dans sa propre personnalité, dès lors entièrement recréée, elle est convoquée sur terre pour lancer un appel héroïque à l'humanité :

> « Fondateurs et réformateurs de religions, mystiques et saints, héros obscurs de la vie morale que nous avons pu rencontrer sur notre chemin et qui égalent à nos yeux les plus grands, tous sont là : entraînés par leur exemple, nous nous joignons à eux comme à une armée de conquérants. Ce sont des conquérants, en effet ; ils ont brisé la résistance de la nature et haussé l'humanité à des destinées nouvelles. » (*Les Deux Sources de la morale et de la religion*, p. 1017/ 47-8)

Nous avons besoin de modèles à suivre, de héros extraordinaires sur lesquels nous appuyer pour échapper aux pressions que la société exerce sur nous. Les obligations ordinaires ne peuvent satisfaire notre sentiment qu'il y a un devoir à accomplir vis-à-vis, non plus des membres de la même société, mais de l'humanité. Cela peut être un désir d'aider les sans-papiers malgré l'interdiction posée par les autorités. Sans même aller jusqu'à transgresser les lois, il arrive que nous ne puissions plus nous contenter de la morale commune impersonnelle faite de formules et de préceptes figés. Au nom de certains principes dits républicains, combien d'injures faites à l'humanité de l'autre n'a-t-on pas connues ? À commencer par la traite des esclaves et la colonisation jusqu'aux guerres impérialistes qui prétendent exporter la démocratie. Si aujourd'hui nous considérons que la laïcité est une valeur supérieure, n'est-il pas de notre devoir d'en faire une aspiration plutôt qu'une pression ? Est-ce par exemple en insultant la croyance des autres que nous contribuons à les libérer de ce que nous considérons comme un étouffement sous les dogmes religieux ? À côté de la morale de la pression, il y a donc une morale de l'appel. La première tient autant de l'égoïsme individuel que des particularismes en tout genre (nationaux, communautaires, religieux, sectaires), la seconde nous libère de ce cercle clos dans lequel nous enferment l'instinct et l'intelligence : l'instinct rapporte l'individu à son espèce et l'intelligence le referme sur lui-même et ses intérêts.

> « Individuelle et sociale tout à la fois, l'âme tourne ici dans un cercle. Elle est close. L'autre attitude est celle de l'âme ouverte. Que laisse-t-elle alors entrer ? Si l'on disait qu'elle embrasse l'humanité entière, on n'irait pas trop loin, on n'irait même pas assez loin, puisque son amour s'étendra aux animaux, aux plantes, à toute la nature. Et pourtant rien de ce qui viendrait ainsi l'occuper ne suffirait à définir l'attitude qu'elle a prise, car de tout cela, elle pourrait à la rigueur se passer. » (*Les Deux Sources de la morale et de la religion*, p. 1006-7/ 34)

Une telle âme, libérée à la fois d'elle-même et de son groupe, suscite en nous un désir de lui « ressembler » (*Les Deux Sources de la morale et de la religion*, p. 1004/ 31) : nous voulons adopter son pas et épouser son mouvement.

Une danse cosmique enjouée

Tout ce qu'il y a de statique dans la morale commune, l'âme ouverte le remet en marche. Elle retrouve l'esprit derrière la lettre. C'est pourquoi il y a une différence de nature entre la morale close et la morale ouverte. La première n'est pas moins vaste que la seconde. « Ce n'est pas en élargissant des sentiments plus étroits qu'on embrassera l'humanité » (*Les Deux Sources de la morale et de la religion*, p. 1019/ 50). Il y a entre ces deux morales une différence de nature. La clôture tient au mécanisme des habitudes et de l'instinct, alors que l'ouverture est fondée sur une émotion et son obligation n'est plus de l'ordre d'une pression inconsciente, elle a l'évidence de l'élan : « La propulsion exercée par le sentiment peut d'ailleurs ressembler de près à l'obligation » (*Les Deux Sources de la morale et de la religion*, p. 1008/ 35). L'émotion est un stimulant qui nous met en mouvement. Ne sentons-nous pas ce que l'amour peut produire comme idées et comme actions, comment il modèle nos pensées et nous transporte ?

C'est toujours « une émotion neuve » qui est « à l'origine des grandes créations de l'art, de la science et de la civilisation » (*Les Deux Sources de la morale et de la religion*, p. 1011/ 40). Oui, même l'intelligence du savant est mue par une émotion, sans quoi celui-ci n'aurait aucun désir de créer un système d'idées. « Création signifie, avant tout, émotion » (*Les Deux Sources de la morale et de la religion*, p. 1013/ 42). Il ne s'agit pas seulement de cette récompense obtenue devant l'œuvre achevée, mais de ce moteur, cette exigence de mouvement, qui préside à toute volonté de changer. Dans le cas des héros, c'est une volonté de recréer le monde des hommes qui les meut, de communiquer leur élan aux autres hommes, de telle sorte que chacun puisse tendre à l'ouverture de son âme et à la transformation de la société. L'une ne va pas sans l'autre. L'amour que ces grands personnages veulent déverser sur le monde les pousse à faire bouger les choses, à tout mettre en mouvement.

> « L'émotion créatrice qui soulevait ces âmes privilégiées, et qui était un débordement de vitalité, s'est répandue autour d'elles : enthou-

siastes, elles rayonnaient un enthousiasme qui ne s'est jamais complètement éteint et qui peut toujours retrouver sa flamme. » (*Les Deux Sources de la morale et de la religion*, p. 1056/ 97-8)

Il ne dépend que de nous de rallumer ce feu mystique, que notre âme issue d'une division de l'élan vital recèle, afin de retrouver cette unité affective de toute l'humanité, mais encore de tout le vivant, animaux et plantes compris. L'émotion n'est pas en chacun de nous, nous sommes tous pris par elle. Elle est entre nous, le milieu où nous nous tenons. Par sa musicalité et par l'élan qu'elle insuffle, elle fait entrer toute chose dans une danse cosmique enjouée : « à vrai dire, elle n'introduit pas ces sentiments en nous ; elle nous introduit plutôt en eux, comme des passants qu'on pousserait dans une danse » (*Les Deux Sources de la morale et de la religion*, p. 1008/ 36). La profondeur de l'émotion ne consiste pas dans la seule coloration intérieure d'un vécu individuel, mais dans sa force d'épanchement, qui ne la fixe sur rien de présent. Elle nous met ensemble dans l'attente de ce qui n'est pas encore.

Frères en démocratie

La démocratie, comme aspiration à une forme de vie sociale et politique, prend naissance dans la ferveur religieuse d'un élan d'émotion. Elle n'est en rien le produit du calcul intelligent des intérêts égoïstes. C'est l'amour qui lui a donné naissance, et plus spécialement l'amour évangélique chrétien, et non l'âme grecque – la société athénienne était fondée sur l'esclavage.

La démocratie n'est pas non plus une nécessité inscrite dans la nature. Au contraire, elle est la forme de société qui nous éloigne le plus de la nature. Si l'homme suivait ses seuls instincts, jamais il ne serait arrivé à l'idée révolutionnaire d'une fraternité humaine. Lorsque Jésus dit aux hommes :

« Aimez-vous les uns les autres », il ne s'agit pas de leur rappeler une relation de sang, mais une fraternité spirituelle référée à un Dieu. Or, c'est cette même idée qui se retrouve dans la Déclaration des droits de l'homme. Que faut-il donc entendre ici par religion ? Certainement pas l'institution née de la fonction de fabulation, qui « attache l'homme à la vie, et par conséquent l'individu à la société » (*Les Deux Sources de la morale et de la religion*, p. 1154/ 223). À cette conception statique, il faut opposer le mysticisme comme forme dynamique de religion, en relation avec l'élan vital. Contre la morale close de la religion statique, réservée aux frères de sang, il est l'expression d'une morale ouverte, qui affirme la « consanguinité des esprits », pour reprendre les mots de Proust.

Dans l'ordre des idéaux démocratiques qui sont énumérés par la maxime républicaine – liberté, égalité, fraternité –, la fraternité est donc ce qui doit venir en premier. Elle est l'essence même de la démocratie :

> « Telle est la démocratie théorique. Elle proclame la liberté, réclame l'égalité, et réconcilie ces deux sœurs ennemies en leur rappelant qu'elles sont sœurs, en mettant au-dessus de tout la fraternité. »
> (*Les Deux Sources de la morale et de la religion*, p. 1215/ 300)

C'est donc la fraternité seule qui incite à réaliser et à perfectionner un monde égalitaire composé d'individus libres ; elle en appelle au renouvellement constant des principes démocratiques afin qu'ils ne restent pas lettre morte ; on peut même grâce à elle espérer voir prospérer dans l'avenir des formes encore inimaginables de l'égalité et de la liberté. Nous avons des exemples très clairs de ce qu'est une démocratie où l'égalité l'a emporté sur la liberté, ou bien d'une démocratie où elle a été sacrifiée pour la liberté : les dérives stalinienne et capitaliste en témoignent. La fraternité lève la contradiction au cœur des principes de la démocratie, par l'élan dynamique qui entretient l'esprit d'ouverture de la société.

Mais la devise démocratique n'appartient à aucune société en particulier. Elle est appelée à un destin mondial. Le projet d'une Société des Nations – l'aïeule malheureuse de l'ONU –, imaginée par Kant et pour la création de laquelle Bergson a œuvré aux côtés du président américain Wilson, était porté par la volonté d'élever l'humanité « à des hauteurs inespérées », afin de « faire passer l'esprit évangélique dans les rapports entre nations » (*Mélanges*, p. 1566).

Guerres et paix

Seul un idéal mystique pourrait donner à la démocratie sa raison d'être, qui est d'être partout, partagée par l'ensemble des peuples :

> « Cet idéal est de rapprocher les peuples les uns des autres. Ce rapprochement, la Société des Nations l'opère sur le terrain politique, mais sera-t-il complet, profond, durable, sera-t-il réel s'il n'y a pas un rapprochement entre les âmes, les esprits, entre les cœurs ? » (*Mélanges*, p. 1421)

Comment sinon serait-il possible de substituer le droit à la force dans le rapport entre nations ? Il n'y a pas de démocratie sans paix ni de paix sans démocratie. Tout le reste relève d'états d'exception, de traités de circonstance, de transactions temporaires, mais non d'une paix véritable :

> « Voilà pourquoi les Américains croient et disent que la Démocratie est d'essence pacifique, et aussi que toute paix durable, définitive, est d'essence démocratique. » (*Mélanges*, p. 1264)

Alors qu'une société ouverte, tournée vers l'humanité, s'achemine vers la paix perpétuelle, la société close, fermée sur elle-même, indifférente au destin de l'humanité, est au contraire toujours prête à faire la guerre. Elle y prépare ses membres en leur montrant l'étranger comme un ennemi en puissance.

> « Repliement sur soi, cohésion, hiérarchie, autorité absolue du chef, tout cela signifie discipline, esprit de guerre. » (*Les Deux Sources de la morale et de la religion*, p. 1216/ 302)

Qu'est-ce à dire sinon que l'état naturel des sociétés humaines se fonde sur un instinct guerrier ? Cet instinct divise le monde entre, d'un côté, les compatriotes qui méritent tous nos égards et, de l'autre, les étrangers qu'il faut pourchasser jusque chez nous. Si le monde démocratique doit rompre avec la nature, le naturel ne peut toutefois être définitivement éliminé. Les causes de la guerre non plus. Les tendances à la clôture ne disparaissent donc jamais, même à l'intérieur d'une société démocratique. C'est pourquoi nous devons rester vigilants pour détecter sans relâche ces tendances anti-démocratiques dont l'idéal démocratique ne pourra jamais nous débarrasser complètement.

> « Au train dont va la science, le jour approche où l'un des adversaires, possesseur d'un secret qu'il tenait en réserve, aura le moyen de supprimer l'autre. Il ne restera peut-être plus trace du vaincu sur la terre. » (*Les Deux Sources de la morale et de la religion*, p. 1219/ 305)

À supposer qu'on puisse, par le biais d'une organisation internationale assez puissante, qui dispose des moyens nécessaires à son bon fonctionnement et au but qui lui est assigné, freiner ce mouvement de destruction, combien de temps aura-t-on alors gagné ? Que peut-on espérer du monde actuel, celui de la technique planétaire et de la mondialisation marchande ? Dans quelle direction la démocratie trouvera-t-elle son salut ?

Retour à la vie simple

Dans l'histoire de l'humanité, il n'y a ni main invisible ni plan de la nature auxquels se fier. Si son instinct peut le conduire à la catastrophe, l'homme est libre de ne pas se laisser aller aux mouvements désordonnés et à l'insouciance de son espèce. Viendra peut-être le jour où nous serons délivrés « de la nécessité d'être une espèce » par un individu qui s'est lui-même affranchi de notre espèce (*Les Deux Sources de la morale et de la religion*, p. 1240/ 332). En attendant, le premier des problèmes que la politique doit résoudre est celui de la surpopulation de la planète. « Laissez faire Vénus, elle vous amènera Mars. » (*Les Deux Sources de la morale et de la religion*, p. 1222/ 309). Aujourd'hui en Chine et en Inde, les politiques de l'enfant unique visent à éviter le désastre qu'entraînerait une trop grande hausse des naissances. En 2030, d'après un rapport de l'ONU, l'Inde sera le pays le plus peuplé du monde. Tous les ans, la population chinoise augmente de 18 millions d'habitants. Si les Chinois et les Indiens venaient à calquer leur mode de vie sur celui excessivement dépensier des Américains, la Terre serait très rapidement à bout de ressources. Et le manque de ressources est un facteur d'agressivité entre les nations. Toutes les guerres modernes sont destinées à assurer un accès des pays industrialisés aux matières premières et au contrôle de leur production. Il s'agit également de trouver une solution pour la crise alimentaire qui s'annonce avec une industrie agricole exubérante qui épuise la Terre et dégrade les conditions écologiques et climatiques de notre habitat.

> « Sans être précisément menacé de mourir de faim, on estime que la vie est sans intérêt si l'on n'a pas le confort, l'amusement, le luxe ; on tient l'industrie nationale pour insuffisante si elle se borne à vivre, si elle ne donne pas la richesse ; un pays se juge incomplet s'il n'a pas de bons ports, des colonies, etc. De tout cela peut sortir la

guerre. Mais le schéma que nous venons de tracer marque suffisamment les causes essentielles : accroissement de population, perte de débouchés, privation de combustible et de matières premières. » (*Les Deux Sources de la morale et de la religion*, p. 1221/ 308)

C'est qu'en même temps, les besoins se sont multipliés, diversifiés et complexifiés :

« Nous réclamons le confort, le bien-être, le luxe. Nous voulons nous amuser. Qu'arriverait-il si notre vie devenait plus austère ? » (*Les Deux Sources de la morale et de la religion*, p. 1223/ 310)

Au Moyen Âge, en Europe, l'austérité était un mode de vie partagé par tous : châtelains et paysans ne se différenciaient pas sur ce plan. L'idéal d'ascétisme allait dans le sens d'une simplification extrême de la vie : on méprisait le corps et son confort. Depuis la Renaissance, l'humanité s'est mise sur la voie du progrès technique et a cherché à améliorer ses conditions matérielles d'existence. Or, le souci du luxe et l'austérité ascétique ont une origine commune. C'est une loi biologique (appelée « loi de dichotomie » par Bergson) qui conduit une tendance simple à se dissocier et à se diviser en deux tendances qui vont chacune en sens inverse : ainsi l'élan vital s'est partagé dans la direction de l'intelligence et de l'instinct. Au niveau des sociétés humaines, la dichotomie s'est produite entre la tendance à une société austère et à celle d'une société de jouissance.

Or, dès qu'elle a commencé à suivre une tendance, l'humanité ne peut plus s'arrêter jusqu'à ce qu'elle en ait atteint l'extrémité. Elle doit à chaque fois la vivre jusqu'au bout. Elle explore une voie jusqu'à l'excès, avant de passer à la tendance antagoniste. Ainsi l'Histoire des hommes consiste dans des allées et venues entre ces deux contraires. C'est ce que Bergson appelle « la loi de la double frénésie » : nous méprisons le corps jusqu'à la frénésie puis nous nous en soucions jusqu'à la frénésie. Pour prendre un exemple de portée historique moins large, les féministes actuelles déplorent une régression de la condition féminine par rapport aux années qui ont suivi 1968, constituée par une vision beaucoup plus conventionnelle de la femme. Comme si les filles de ces femmes libérées avaient besoin d'échapper aux désagréments liés à la condition pour laquelle leurs mères s'étaient battues, et d'expérimenter à leur tour le mode de vie que leurs grands-mères avaient connu.

Le système du bipartisme politique atteste également de cette oscillation permanente entre deux partis opposés. Mais plus qu'une oscillation, il y a là un mouvement spiral puisque les choses ne reviennent pas telles qu'elles étaient : lorsqu'un parti passe dans l'opposition, il va avoir le temps de se transformer avant de réintégrer la scène du pouvoir. Nul ne peut donc prévoir où le développement d'une tendance peut conduire, et l'alternance des tendances n'est jamais un simple retour en arrière : le changement se poursuit toujours et le progrès est le résultat de leur conflit. Il faut se rappeler cette loi de l'histoire lorsqu'on s'effraie devant la montée de l'islamisme dans le monde arabe, après des années de dictatures laïques.

Entre-temps, le monde occidental est confronté à un autre extrémisme : la recherche frénétique du plaisir et du confort. Il reste donc à espérer qu'à la frénésie de jouissance matérielle dans laquelle le monde s'est engagé succède un mouvement de retour vers une vie simple, débarrassée de ce surplus de besoins artificiels que l'ère de l'industrialisme croissant ne fait qu'exacerber :

> « Il faudrait que l'humanité entreprît de simplifier son existence avec autant de frénésie qu'elle en mit à la compliquer. » (*Les Deux Sources de la morale et de la religion*, p. 1237/ 327-8)

Le salut de la démocratie ne saurait provenir que d'un éveil mystique. Nous devons nous préparer à recevoir l'émotion, cette « concentration de l'âme dans l'attente d'une transformation » (*Les Deux Sources de la morale et de la religion*, p. 1170/ 243). Si, à l'origine, mystique et mécanique sont issues du même élan pour libérer les hommes du poids de la matière, rien n'interdit alors de retrouver au bout du compte leur complémentarité. Il suffira alors d'atténuer les effets dévastateurs de la technique par une plus grande place accordée à l'esprit. Nous rehausserons nos vies sur un plan où les conditions matérielles seront dépassées, transcendées, mais non pas abolies certes : la mort ne pourra être vaincue indéfiniment. Dans l'attente d'un « supplément d'âme » (*Les Deux Sources de la morale et de la religion*, p. 1239/ 330), le monde évitera de s'enfoncer dans la clôture et la nuit, pour tourner le regard de l'humanité vers l'horizon indéfiniment ouvert du matin, et du dieu à venir.

> « L'humanité gémit, à demi-écrasée sous le poids des progrès qu'elle a faits. Elle ne sait pas assez que son avenir dépend d'elle. À elle de voir d'abord si elle veut continuer à vivre. À elle de se demander ensuite si elle veut vivre seulement, ou fournir en outre l'effort nécessaire pour que s'accomplisse, jusque sur notre planète réfractaire, la fonction essentielle de l'univers, qui est une machine à faire des dieux. » (*Les Deux Sources de la morale et de la religion*, p. 1245/ 338)

Éléments biographiques

Bergson est un homme de la duplicité. D'abord il appartient à deux siècles : il naît à Paris le 18 octobre 1859 et y meurt le 4 janvier 1941. Il est d'origine polonaise par son père et anglaise par sa mère – à ses 18 ans seulement, il obtient la nationalité française. De confession juive, son cœur le conduit vers le christianisme. Ses écrits aussi se divisent en deux parties : il y a d'un côté les allocutions du personnage public et de l'autre les œuvres philosophiques.

Tout commence le jour où jeune lycéen, Bergson résout un problème de géométrie légué par Blaise Pascal. « Vous auriez pu être mathématicien, vous ne serez qu'un philosophe », lui lance son professeur de mathématiques alors qu'il s'achemine vers la section lettres de l'École normale supérieure où il poursuit de brillantes études aux côtés de Jean Jaurès. En 1881, Bergson est reçu deuxième à l'agrégation de philosophie.

Ses années d'enseignement seront marquées par son passage au lycée Blaise-Pascal, puis à l'université de Clermont-Ferrand, entre 1883 et 1888. C'est à cette période qu'il a l'intuition d'un temps complètement différent de celui que calculent les horloges. En 1888, il soutient sa thèse dans laquelle il expose sa découverte de l'idée de durée. Elle sera publiée l'année suivante. Léopold Senghor, poète, penseur et premier président du Sénégal libre, verra dans *L'Essai sur les données immédiates de la conscience* « la révolution de 1889 », en référence à celle de 1789, comme une contribution à la libération des peuples colonisés.

En 1892, Bergson se marie avec la grande cousine de Marcel Proust. Leur union donne naissance à Jeanne, sourde-muette, qui deviendra artiste peintre et sculpteur.

1896 est l'année de publication de son second livre *Matière et Mémoire*. Ses contemporains commencent à prendre conscience du caractère révolutionnaire de sa pensée. Entre 1898 et 1900, Bergson enseigne à l'École normale supérieure, avant son élection au Collège de France. Avec la publication d'un article intitulé « Introduction à la métaphysique », c'est le début d'une renommée internationale et transdisciplinaire : Bergson rayonne au-delà de la philosophie, du monde universitaire et de la France. En 1907 paraît *L'Évolution créatrice*, qui lui attirera une foudre de critiques. Il n'empêche : un nombre de plus en plus grand d'admirateurs se pressent à ses cours.

Depuis 1905 et jusqu'en 1908, Bergson est membre d'une commission de l'Institut général psychologique, chargée d'étudier une médium aux capacités surnaturelles, Eusapia Palladino, surnommée « La diva des savants ». En 1913, il est nommé président de la Society for Psychical Research, fondée en 1882, chargée d'étudier et de recenser les phénomènes métapsychiques (perception extrasensorielle, psychokinésie, fantômes, etc.). À cette occasion, il donne une conférence importante : « "Fantômes de vivants" et "recherches psychiques" », publiée dans *L'Énergie spirituelle* (1919).

L'année de la déclaration de la Grande Guerre, Bergson est le premier Juif à être élu à l'Académie française. Dès 1916, il est engagé dans des activités politiques qui le conduiront en Espagne, puis en 1917 aux États-Unis afin de convaincre le président Wilson d'intervenir militairement en Europe en faveur des Alliés. Ces missions sont un succès diplomatique.

En 1919, il prend sa retraite d'enseignant. Entre 1922 et 1925, il est président de la CICI (Commission internationale de coopération intellectuelle), l'équivalent de l'Unesco. Il profite de cette organisation pour favoriser les échanges universitaires au niveau international avant de donner sa démission pour des raisons de santé.

En 1928, le prix Nobel de littérature lui est décerné, et en 1930 il reçoit la Grand-Croix de la Légion d'honneur. 1932 est l'année de parution de sa dernière œuvre, *Les Deux Sources de la morale et de la religion*, avant la publication deux ans plus tard du recueil *La Pensée et le Mouvant*. Entre-temps, Hitler arrive au pouvoir en Allemagne. Dans son testament, rédigé en 1936, mais qui sera dévoilé après sa mort, Bergson déclare : « Mes réflexions m'ont amené de plus en plus près du catholicisme où je vois l'achèvement complet du judaïsme. Je me serais converti si je n'avais vu se préparer depuis des années (hélas par la faute de Juifs entièrement dépourvus de sens moral) la formidable vague d'antisémitisme qui va déferler sur le monde. J'ai voulu rester parmi ceux qui seront demain des persécutés. » La parenthèse peut faire frissonner, mais cette critique a tout de celles qu'on se permet à l'égard d'un membre de la famille. C'est pourquoi, fidèle à lui-même, Bergson refuse les privilèges que les autorités veulent lui accorder, dont celui d'être exempté d'étoile jaune. Malgré un état de santé de plus en plus fragilisé, il va lui-même faire la queue pour s'inscrire dans les listes en tant que Juif.

Avant la fin de la guerre, il succombe à une congestion pulmonaire. Ses mots ultimes auraient été : « Messieurs, il est cinq heures, le cours est terminé. » En accord avec ses dernières volontés, un prêtre est présent pour prier aux côtés d'un rabbin à son enterrement, qui a lieu au cimetière de Garches, en pleine guerre. Le gouvernement de Vichy y envoie son représentant. Paul Valéry en donne un rapport, le

9 janvier 1941, dans un discours tenu devant l'Académie française : « Point de funérailles ; point de paroles ; mais sans doute d'autant plus de pensée recueillie et de sentiment d'une perte extraordinaire chez tous ceux qui se trouvaient là. C'était une trentaine de personnes, réunies dans un salon, autour du cercueil. J'ai exprimé à Mme Bergson les condoléances de l'Académie, qu'elle m'a chargé de remercier en son nom. Aussitôt après, on est venu prendre le cercueil, et, sur le seuil de la maison, nous avons salué une dernière fois le plus grand philosophe de notre temps. »

Conseils de lecture

Œuvres de Bergson

Essai sur les données immédiates de la conscience, 1889 (Paris, PUF, coll. « Quadrige », 1991).

C'est la thèse de doctorat de Bergson : il s'agit d'un essai, c'est-à-dire d'une tentative pour exposer l'idée de durée, dans sa différence avec le temps des horloges (deuxième partie), en l'articulant avec le problème de la liberté (troisième partie), après avoir montré que les phénomènes psychologiques ne sont pas de l'ordre des grandeurs mesurables (première partie).

Matière et Mémoire, 1896 (Paris, PUF, coll. « Quadrige », 1990).

C'est un ouvrage dense dans lequel Bergson aborde, sur le terrain expérimental, la question de l'union de l'âme et du corps. Il ouvre un débat avec les grandes positions métaphysiques de la tradition et avec la science de son époque. Très riche par sa documentation scientifique, ce livre fait aujourd'hui encore l'objet de discussions sur les rapports entre la perception et la mémoire.

Le Rire, essai sur la signification du comique, 1900 (Paris, PUF, coll. « Quadrige », 1991).

C'est un ensemble d'articles qui traitent de la question du comique. Le style en est clair et agréable à lire pour qui veut entrer dans la pensée de Bergson par une voie de prime abord moins difficile d'accès. Il s'agit de réfléchir sur l'apparence de mécanique que la vie peut emprunter et sur l'origine du ridicule en société. Ces analyses s'appuient sur la lecture d'œuvres littéraires, de comédie théâtrale, mais aussi sur des faits divers tirés des journaux de l'époque.

L'Évolution créatrice, 1907 (Paris, PUF, coll. « Quadrige », 1991).

Livre central du bergsonisme, qui aborde la question du vivant à partir de la notion de l'élan vital. Il a été injustement ignoré par les biologistes, même s'il a grandement contribué à la renommée de Bergson. On y trouve également une documentation impressionnante sur les travaux et les résultats des sciences de la vie avant la découverte révolutionnaire des gènes.

L'Énergie spirituelle, 1919 (Paris, PUF, coll. « Quadrige », 1990).

Cette collection d'essais et de conférences rassemble entre autres des réflexions d'ordre psychologique : il est question de la vie de la conscience, de la relation de l'âme au corps, de métapsychique, de rêve, du phénomène de déjà-vu, de l'effort intellectuel, de la différence du mental et du cérébral.

Les Deux Sources de la morale et de la religion, 1932 (Paris, PUF, coll. « Quadrige », 1990).

Ouvrage ultime, écrit peu avant la Seconde Guerre mondiale, et injustement décrié par ses contemporains qui y voyaient un ramollissement dû à la vieillesse de son auteur. Bergson pressent la catastrophe qui s'annonce, en mettant à jour ce qui exacerbe l'animosité entre les hommes et les nations. On y découvre la différence de la clôture et de l'ouverture : une société fondée sur des principes statiques donne un monde fermé tandis que la religion et la morale dynamique font un monde ouvert. Les problèmes qui y sont posés nous concernent particulièrement aujourd'hui : comment penser la place grandissante que la technique prend dans nos vies ? La civilisation peut-elle se contenter de la recherche du plaisir, du luxe et du confort ?

La Pensée et le Mouvant, 1934 (Paris, PUF, coll. « Quadrige », 1990).

Collection d'essais et conférences où Bergson expose sa méthode philosophique, et qui contient des exposés sur des penseurs contemporains : Claude Bernard (qui a inventé la médecine expérimentale fondée sur l'observation des faits), William James (un ami de Bergson, fondateur du pragmatisme), Félix Ravaisson (un des maîtres de Bergson, représentant du spiritualisme français au XIXe siècle).

Œuvres (Paris, PUF, éd. du Centenaire, 1959).
Ce volume regroupe les sept ouvrages susmentionnés.

Mélanges (Paris, PUF, 1972).
Des textes rassemblés et publiés à titre posthume, malgré les vœux testamentaires de Bergson qui s'y était opposé. On y trouve entre autres des interventions publiques, des lettres, des cours, des notices, mais aussi les rapports de ses missions diplomatiques aux États-Unis... Mais surtout, les lecteurs familiers des problèmes de la physique contemporaine pourront lire avec intérêt la discussion avec Einstein sur la théorie de la relativité : *Durée et simultanéité* (1922). Cet ouvrage avait ensuite été renié par Bergson à cause des mécompréhensions dont il a fait l'objet. Il est également publié à part (Paris, PUF, coll. « Quadrige », 1998).

Cours, tome I : Leçon de psychologie et de métaphysique (Paris, PUF, coll. « Épiméthée », 1990).

Cours, tome II : Leçons d'esthétique. Leçons de morale, psychologie et métaphysique (Paris, PUF, coll. « Épiméthée », 1992).

Cours, tome III : Leçons d'histoire de la philosophie moderne. Théories de l'âme (Paris, PUF, coll. « Épiméthée », 1995).

Cours, tome IV : Cours sur la philosophie grecque (Paris, PUF, coll. « Épiméthée », 2000).

L'ensemble de ces cours, édités par Henri Hude, peut intéresser ceux qui veulent aller plus loin dans la compréhension de la pensée bergsonienne. La manière dont un philosophe expose les problèmes traditionnels et leur histoire est assez instructive sur la formation de sa propre philosophie.

Correspondance (Paris, PUF, 2002).

Bergson n'a cessé au cours de sa vie de correspondre avec un très grand nombre de personnes et de personnalités du monde entier.

Annales bergsoniennes, tome I : Bergson dans le siècle, sous la direction de Frédéric Worms (Paris, PUF, coll. « Épiméthée », 2002).

Ce volume contient un cours de Bergson, donné en 1902 au Collège de France, intitulé « Histoire de l'idée du temps ». On y trouve aussi des études pointues de spécialistes dont le but est de situer les problèmes soulevés par Bergson dans la pensée contemporaine. Ceux qui ne redoutent pas d'approfondir davantage peuvent également profiter des tomes suivants. Le *tome II* porte sur le rapport à Deleuze et à la phénoménologie (2004), le *tome III* sur celui à la science (2007), le *tome IV* étudie *L'Évolution créatrice* (2009) et le *tome V* a pour thème la politique (2012).

Commentaires

Gilles Deleuze, *Le Bergsonisme* (Paris, PUF, 1966).

Une introduction de référence à l'œuvre de Bergson. Nous y assistons à une tentative de saisir le rapport entre les concepts de durée, de mémoire et d'élan vital, à partir de l'unité de la méthode : l'intuition.

Henri Gouhier, *Bergson et le Christ des évangiles* (Paris, rééd. Vrin, 1987).

Ce commentaire, centré sur l'idée de création, se présente comme une introduction à la lecture des *Deux Sources de la morale et de la religion*, mais se veut un compte rendu de tout le projet philosophique de Bergson.

Philippe Soulez, *Bergson politique* (Paris, PUF, 1989).

Ouvrage passionnant, retraçant, avec une documentation fournie, les activités diplomatiques de Bergson, et livrant également une réflexion poussée sur sa pensée politique, ses effets postérieurs et son étonnante actualité.

Frédéric Worms, *Bergson ou Les deux sens de la vie : étude inédite* (Paris, PUF, 2004).

Étude remarquable qui suit le mouvement de la pensée de Bergson à travers chacune de ses œuvres, et en détermine la portée jusqu'à nos jours. La dualité centrale de la durée et de l'espace est rapportée à la différence entre deux sens de la vie.

Composé par **Style Informatique**
N° d'éditeur : 4552

Dépôt légal : mars 2013
Imprimé en Allemagne par BoD

www.ingramcontent.com/pod-product-compliance
Ingram Content Group UK Ltd.
Pitfield, Milton Keynes, MK11 3LW, UK
UKHW021016220726
13924UKWH00001B/5